Geheimnisvolle Zirbeldrüse

1. Auflage August 2021

Lektorat: Barbara Allgeier
Umschlaggestaltung, Satz und Layout:
Gabriele Karas, kh Grafik Design, Wien

ISBN: 978-3-86445-834-7

Gerne senden wir Ihnen unser Verlagsverzeichnis.
Kopp Verlag
Bertha-Benz-Straße 10
D-72108 Rottenburg
E-Mail: info@kopp-verlag.de
Tel.: (0 74 72) 98 06-10
Fax: (0 74 72) 98 06-11

Unser Buchprogramm finden Sie auch im Internet unter:
www.kopp-verlag.de

Brigitte Hamann

Geheimnisvolle Zirbeldrüse

- mächtige Selbstheilungskräfte aktivieren
- das Bewusstsein erweitern
- und das Dritte Auge öffnen

KOPP VERLAG

Der erste Trunk aus dem Becher der
Naturwissenschaft macht atheistisch;
aber auf dem Grund des Bechers wartet Gott.

Werner Heisenberg

Vorwort

Vieles hat die Wissenschaft über die Zirbeldrüse erforscht und auf den ersten Blick scheint es, als würde man ihre Geheimnisse kennen. Doch je tiefer wir uns mit dieser eigentümlichen Drüse befassen, desto größere Rätsel gibt sie auf. Wir können ihren Sitz im Gehirn beschreiben, ihre Verbindungen zu anderen Organen und ihre Funktionen, um schließlich zu der Erkenntnis zu kommen: Das Ganze ist mehr als die Summe seiner Teile. Der Versuch, die Zirbeldrüse zu verstehen, führt zu großen und bisher nur teilweise verstandenen wissenschaftlichen Bereichen wie der Licht- und Chronobiologie, zu Magnetfeldern, den elektrischen Vorgängen auf Zellebene und zur Piezoelektrizität. Schließlich, wenn alles zusammengefasst ist, was man heute weiß, sind wir auf dem Grund des Bechers angelangt, auf dem die Wunder der Existenz ihr letztes Geheimnis für sich bewahren.

In diesem Buch möchte ich die vielgestaltigen Themen der Zirbeldrüse so aufbereiten, dass sie so verständlich und praxistauglich wie möglich sind. Ich wünsche Ihnen hilfreiche Einsichten, wie Sie ihr Leben durch das Verständnis der Zirbeldrüse in allen Bereichen verbessern und bereichern können.

Brigitte Hamann, Mai 2021

Die Zirbeldrüse – erforscht und doch ein Rätsel

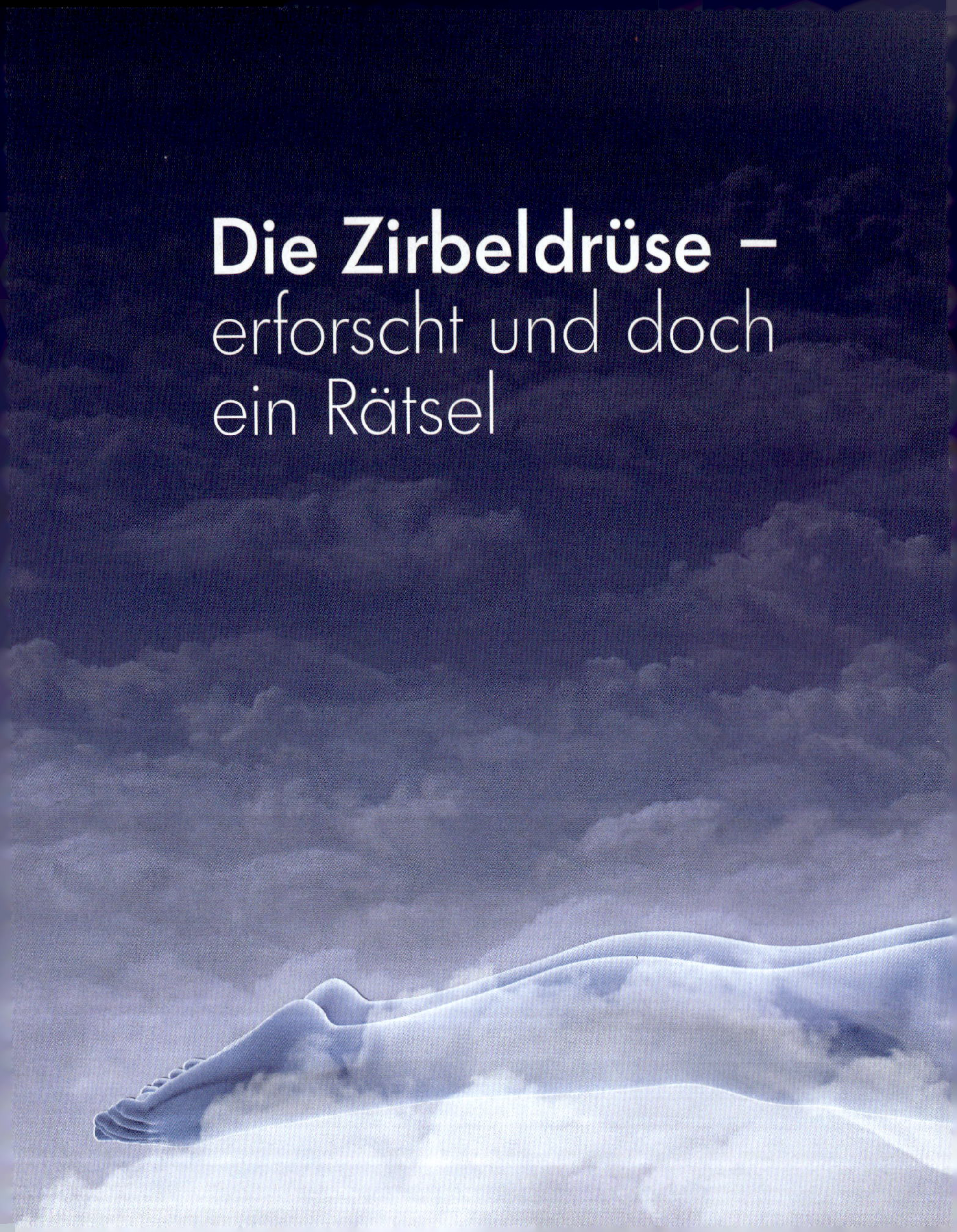

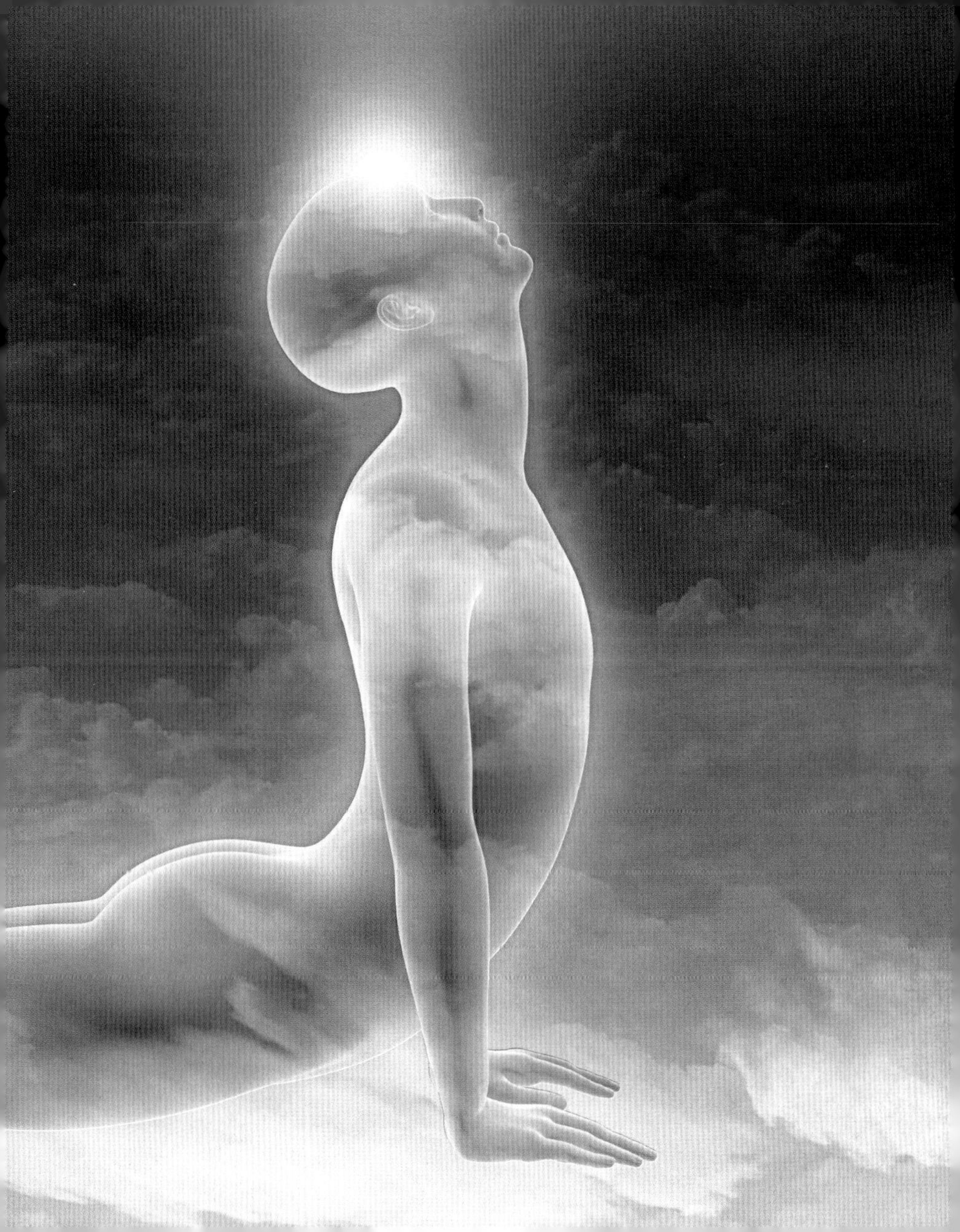

Die wichtigste Drüse des Hormonsystems

Ein winzig kleines Organ im Zentrum Ihres Gehirns hat einen immensen Einfluss auf Ihre intuitiv-kreativen Fähigkeiten, Ihre Gesundheit und Ihr Wohlbefinden. Die Zirbeldrüse ist ein erstaunliches Organ, das heute noch, trotz aller Forschung, von etwas Rätselhaftem umgeben ist. Sie ist nur ein paar Millimeter groß und kaum etwas könnte man mit dem Spruch »kleine Ursache, große Wirkung« treffender beschreiben. Die Zirbeldrüse reguliert die innere Uhr und den Wechsel zwischen Wachen und Schlafen und sorgt für tiefe körperliche, geistige und seelische Regeneration. Zusammen mit der Hypophyse steuert die Zirbeldrüse das Hormonsystem, und Spezialisten wie der Raumfahrtmediziner Prof. Dr. Enrico Edinger halten sie sogar für noch mächtiger als die Hypophyse.

Mysterienkulte, Sitz der Seele und Drittes Auge

Seit der Antike hat die Zirbeldrüse die Vorstellungskraft der Menschen beflügelt. Ihre längliche Form, die einem Kiefern- oder Pinienzapfen ähnelt, rief sexuelle Assoziationen wach – doch es stellte sich schnell heraus, dass sie nicht einfach nur die sexuelle Lust oder Potenz steigert. Vielmehr kann sie andere Formen der Ekstase schenken. Vor allem aber hat sie ganz konkrete Aufgaben im menschlichen Körper, zu denen vor allem die Produktion von Melatonin zählt.

Die Beschreibungen der Zirbeldrüse waren meist mystischer Art. Je nach Kulturkreis galt sie als Sitz der Seele, als Drittes Auge und

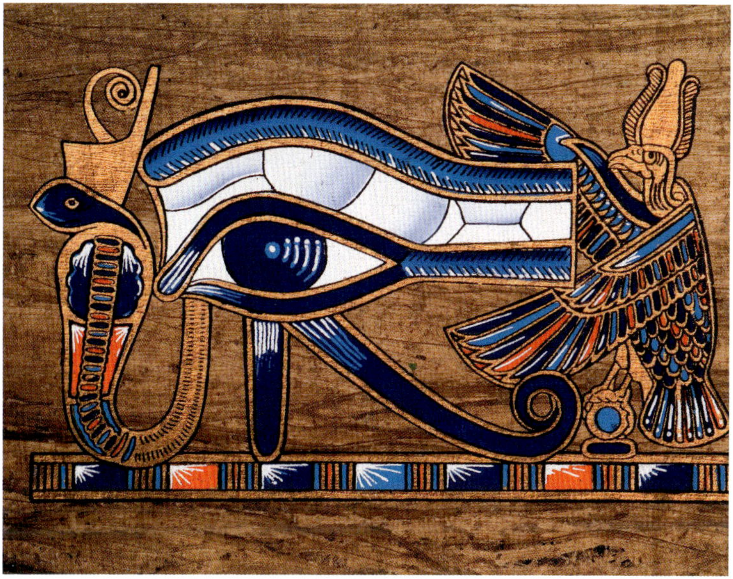

als Tor zu höheren Bewusstseinszuständen. In der altindischen Chakrenlehre und im Hinduismus ist die Zirbeldrüse dem 6. Chakra (Ajna) zugeordnet, das etwas erhöht in der Mitte zwischen den Augenbrauen liegt. Im alten Ägypten war sie mit dem »Auge des Horus« verbunden und hatte eine zentrale spirituelle Bedeutung. Als »Horusauge« wurde das linke Auge des Himmelsgottes bezeichnet, das dem Mond zugeordnet war, während das rechte Auge der Sonne entsprach. In einem Kampf wurde das linke Auge des Horus verletzt und daraufhin von Thot, dem Gott des Mondes, wieder geheilt. Aufgrund seiner Geschichte stellte das Horusauge

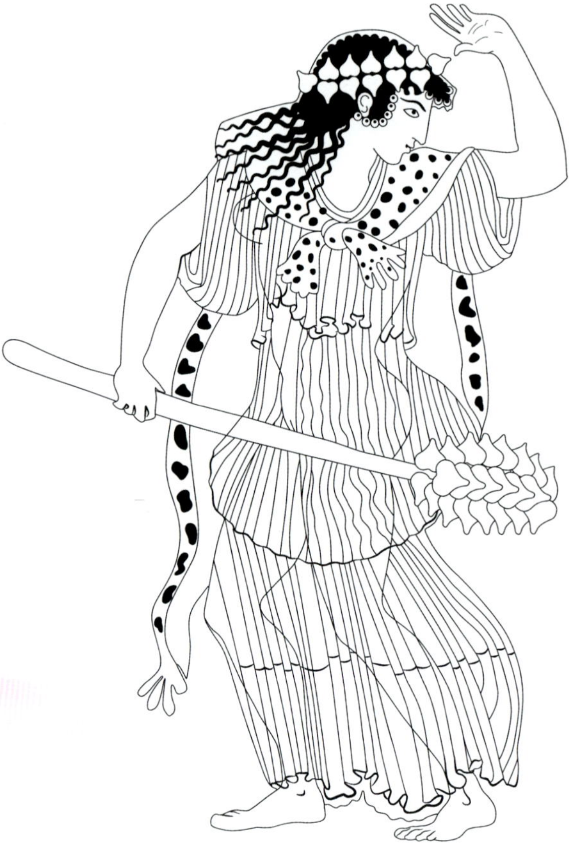

nicht nur den Zugang zu spirituellen Dimensionen dar, es hatte auch eine wichtige Funktion in der altägyptischen Heilkunde und galt als magisches Symbol für Heilung, Kraft und Schutz.

Die Zirbeldrüse in der Antike

Die Griechen und Römer waren so fasziniert von der Form des Pinienzapfens, dass sie die Zapfenform zu einem wichtigen Teil ihrer Mythologien machten. Dionysos, der griechische Gott des Weins, der Freude, Fruchtbarkeit und Ekstase, hatte als Wahrzeichen den Thyrsos bei sich, einen mit Weinlaub umwundenen Stab mit einem Pinienzapfen an der Spitze. Bei den Römern waren es Bacchus und der Bacchusstab, um die sich ein ekstatischer Mysterienkult rankte. Im Hof des Vatikans steht noch heute ein Brunnen mit einer Skulptur in Form eines Pinienzapfens, der Fontana della Pigna genannt wird. Die Skulptur ist weltweit die größte ihrer Art.

Eine ähnliche Faszination übte die besondere Form der Zirbeldrüse auf die Ärzte der Antike aus, die bereits über beachtliche anatomische Kenntnisse verfügten. Die Zirbeldrüse wurde als »erstes Instrument der Seele«, betrachtet, das den Fluss des Pneumas reguliert. Unter Pneuma verstand man die Lebenskraft, die für die Abläufe und Funktionen des menschlichen Körpers verantwortlich war.

Galenos, Descartes und der »Hauptsitz der Seele«

Die früheste konkrete medizinische Beschreibung der Zirbeldrüse findet sich im 8. Buch von Galenos, einem der bedeutendsten Ärzte der griechischen Antike. Galenos beschrieb den Ort der Zirbeldrüse im Gehirn sowie ihre zapfenförmige Form und äußerte sich zu dem Problem ihrer Verkalkung. Das Aussehen der Zirbeldrüse erinnerte Galenos an die männlichen Genitalien. Die üblichen mys-

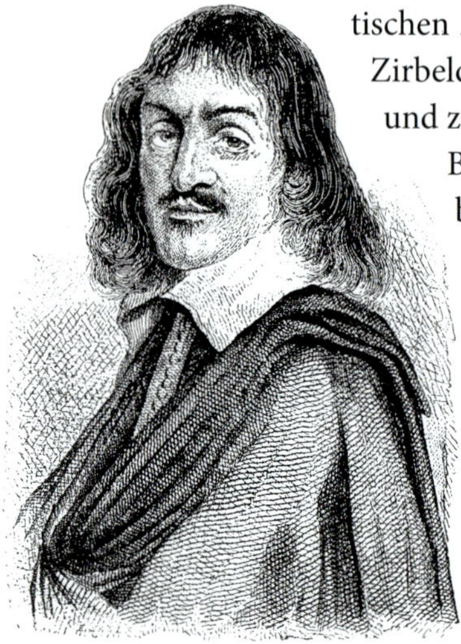

tischen Zuordnungen lehnte er ab. Für ihn war die Zirbeldrüse eine Drüse, die den Blutfluss reguliert, und zugleich die Eintrittspforte der Gedanken. Berühmt wurde die Beschreibung der Zirbeldrüse des Philosophen und Physikers René Descartes aus dem 17. Jahrhundert. Descartes betrachtete die Zirbeldrüse als den Punkt, an dem Seele und Körper zusammenkommen, und als den Ort, an dem die Gedanken entstehen, und bezeichnete sie als den Hauptsitz der Seele. In *Die Passionen der Seele* (*Les Passions de l'âme*) schrieb er: »Es gibt eine kleine Drüse im Gehirn, in der die Seele ihre Funktion spezieller ausübt als in jedem anderen Teil des Körpers.« Descartes vertrat ebenfalls die Ansicht, dass das psychische Pneuma in der Zirbeldrüse fließt, und betonte, dass sie einzigartig sei, weil sie im Gegensatz zu anderen Sinnesorganen nur einmal, also ohne Gegenstück, vorkommt. Nicht lange nach seinem Tod kamen Zweifel an dieser Hypothese auf. »Wir können kaum glauben, dass die Zirbeldrüse der Sitz der Seele ist, oder dass ihre Haupteigenschaften aus ihr kommen; denn Tiere, die wie es scheint, keinerlei Vorstellungskraft, Erinnerungsvermögen und andere höhere Seeleneigenschaften besitzen, haben ebenfalls diese Zirbeldrüse«, schrieb Thomas Willis, ein englischer Arzt, der als Begründer der Anatomie des Nervensystems gilt.

Schon früh war klar: Die Zirbeldrüse verkalkt

Interessant ist, dass man schon früh von der Verkalkung der Zirbeldrüse wusste, die heute ein großes Anliegen sowohl in der Medizin als auch bei spirituellen Suchern darstellt. So erklärte der berühmte Anatom Giovanni Battista Morgagni 1769, dass die Verkalkung der Zirbeldrüse bei Geisteskranken häufiger anzutreffen sei. Erst viel später, als der Physiker Wilhelm Conrad Röntgen 1895 zufällig die Röntgenstrahlen entdeckte und Geräte gebaut wurden, die den Körper durchleuchteten, konnte man die Verkalkung auch bildlich sichtbar machen.

Die wichtigste Drüse im menschlichen Hormonsystem

Die Geschichte der Zirbeldrüse ist ein Spiegel der jeweiligen Epoche und erlaubt interessante Einblicke in die jeweilige Weltanschauung. Neue Erkenntnisse kamen erst im ausgehenden 19. Jahrhundert auf. Die Zirbeldrüse wurde nun als Überbleibsel eines auf der Rückseite des Kopfes liegenden dritten Auges betrachtet und man diskutierte über die Theorie, dass es sich bei ihr um eine Hormondrüse handelt. 1958 stand schließlich fest, was die Hauptaufgaben der Zirbeldrüse sind: Sie reguliert alle wichtigen Hormondrüsen, produziert Melatonin, bestimmt den Schlaf-Wach-Rhythmus und die innere Uhr, und sie besitzt lichtempfindliche Zellen.

Tor zu höheren Bewusstseinszuständen

Bis heute gilt die Zirbeldrüse als Tor zu höheren Bewusstseinszuständen. Die Erkenntnis, dass dieses ungewöhnliche Organ mehr ist als ein Teil unseres Körpers mit konkreten medizinischen Aufgaben, verdanken wir der modernen Neurowissenschaft. Sie erbrachte den Beweis, dass die Zirbeldrüse nicht nur ein großartiger Koordinator des molekularen, hormonellen, physiologischen und chemischen Zusammenspiels im Körper ist, sondern auch spirituelle und mystische Aspekte aufweist. Die Zirbeldrüse mit dem lateinischen Namen Epiphyse hat der Hypophyse (Hirnanhangdrüse) den Rang abgelaufen. Inzwischen weiß man, dass sie das wichtigste hormonelle Regulationsorgan im Körper ist.

DMT – das »Spirit Molecule«

Die Entdeckung, dass das »Spirit Molecule« DMT (Dimethyltryptamin) in der Zirbeldrüse produziert wird, bestätigt heute aus wissenschaftlicher Sicht, dass sie in Verbindung mit mystischen Erfahrungen und Halluzinationen steht, und dass sie wie ein drittes Auge ist, mit dem wir in eine ganz andere Welt sehen können. Die Zirbeldrüse ist aber auch ganz real wie ein drittes Auge, denn sie besitzt lichtempfindliche Zellen. Mit diesen Zellen nimmt sie Licht auf völlig andere Weise wahr als der Hypothalamus, der seine Messung des Lichteinfalls über die Augen weiterleitet. Die Zirbeldrüse nutzt diese Information, um die Produktion von Melatonin zu beginnen oder einzustellen, und reguliert so den zirkadianen Rhythmus.

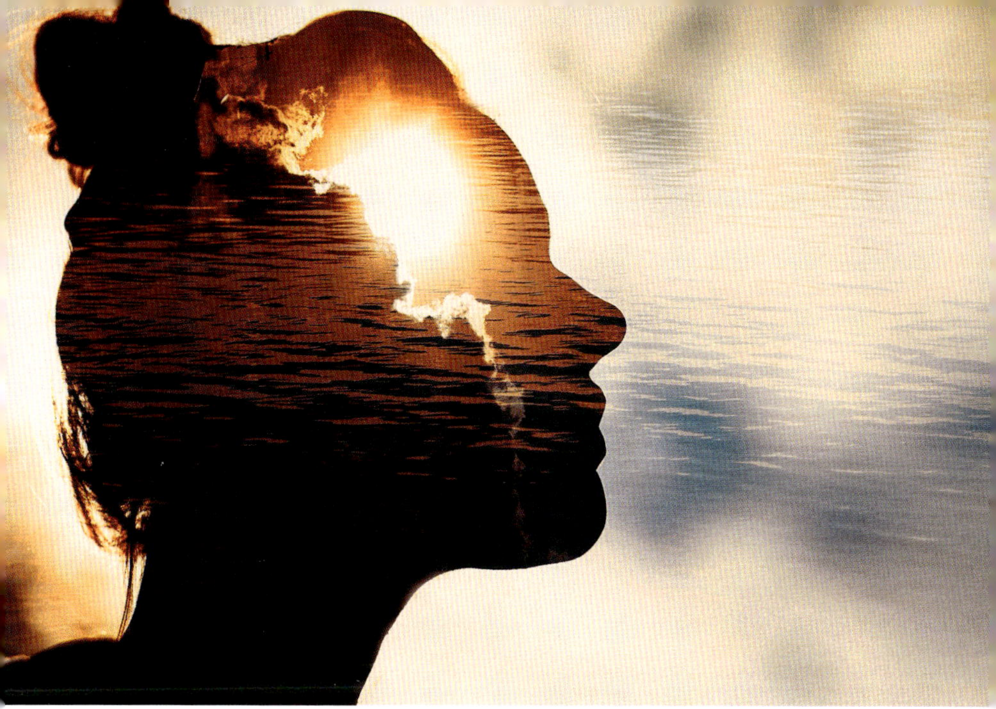

Feiner Sensor Zirbeldrüse

Viel Neues hat die Wissenschaft inzwischen entdeckt, aber auch frühere Erkenntnisse bestätigt. Und doch bleibt die Zirbeldrüse ein Rätsel – beispielsweise ihre energetische Verbindung zum Erdmagnetfeld und zu den Schwingungen um uns herum und zu denen im Weltraum. Ebenso was das Überschreiten des Normalbewusstseins und die besonderen Erfahrungen betrifft, die sie in uns auslösen kann, und nicht zuletzt die Aufgaben und Wirkweisen der von ihr produzierten Hormone, Neurotransmitter und weiterer Stoffe, über die es noch viel mehr zu entdecken gibt.

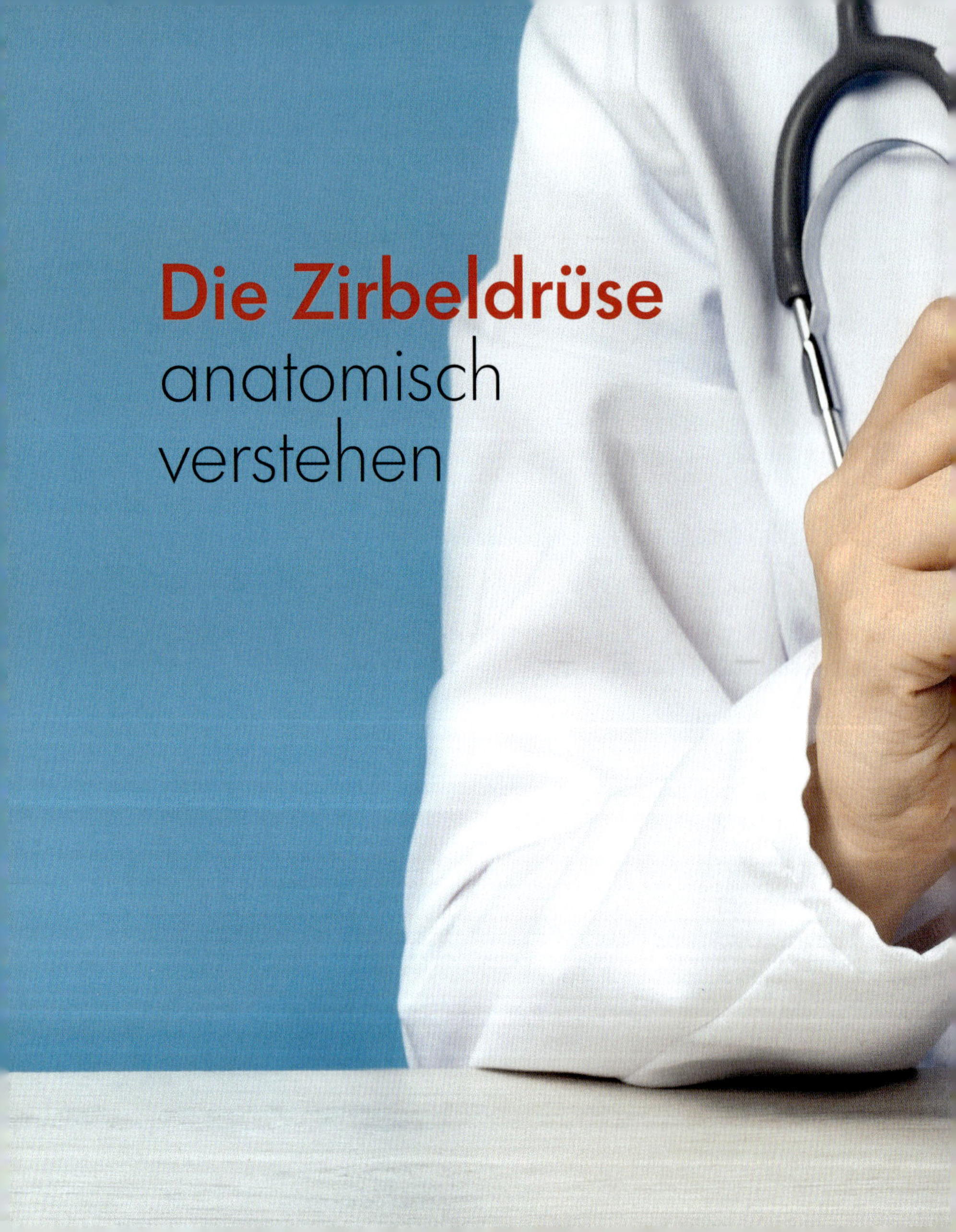

Die Zirbeldrüse anatomisch verstehen

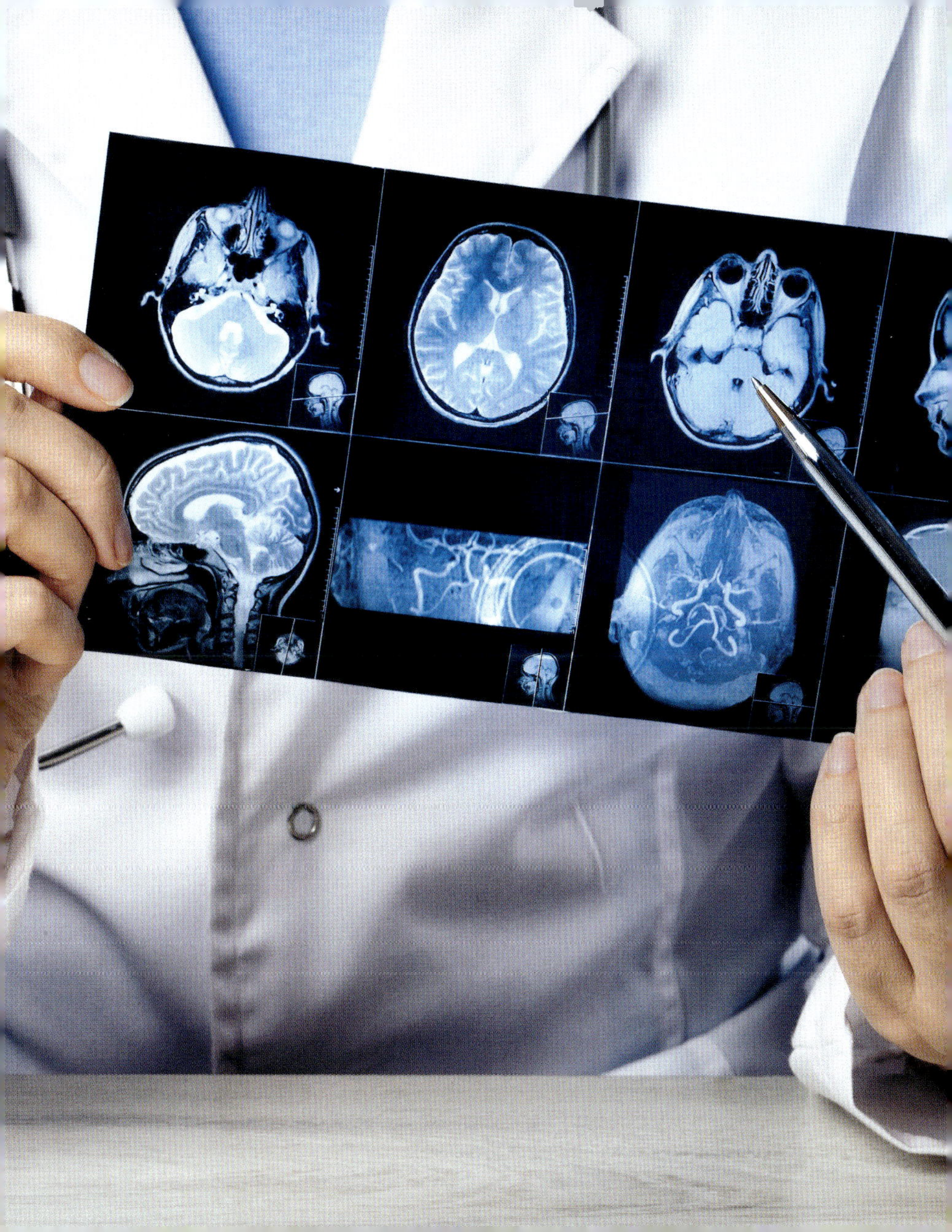

Wie sieht die Zirbeldrüse aus und wo befindet sie sich?

Die grau-rötliche Zirbeldrüse ist ein wirkliches Leichtgewicht. Mit einem durchschnittlichen Gewicht von 80–500 Milligramm, einer Länge von 5–8 Millimetern und einem Durchmesser von 3–5 Millimetern ist sie nur so groß wie ein Reiskorn. Sie wächst nur bis zum 2. Lebensjahr und behält ihre Größe dann bis zum 20. Lebensjahr bei – zu diesem Ergebnis kam eine japanische Studie mit 249 Teilnehmern (Masayki Sumida et al., 1996). Ihren Namen erhielt sie, weil sie dem Zapfen der Zirbelkiefer ähnelt (lat. *Pinus cembra*). Der Begriff *Glandula pinealis* ist von dem lateinischen Wort *pinea,* »Pinien-« oder auch »Kiefernzapfen«, abgeleitet. *Glandula* ist das lateinische Wort für »Drüse«.

Der medizinische Fachbegriff Epiphyse für die Zirbeldrüse erklärt, wo sie zu finden ist. Sie ist eine kleine, mittig im Hirn gelegene Ausstülpung des Zwischenhirns, dem Epithalamus, der zwischen den beiden Hirnhälften liegt. Die Zirbeldrüse zählt zu den zirkumventrikulären Organen, die an der Wand des dritten und vierten Hirnventrikels liegen – das sind Hohlräume im Gehirn, in denen Liquor (Hirnwasser) produziert wird, eine Nährlösung für die Nervenzellen. Diese Position innerhalb des Gehirns ist besonders interessant, weil die Blut-Hirn-Schranke, die ansonsten zahlreiche Substanzen davon abhält, in das Gehirn zu gelangen, an dieser Stelle unterbrochen ist. Die Zirbeldrüse ist also vom Körper nicht durch diese Schranke getrennt und damit offen zugänglich für diverse günstige, aber auch ungünstige Substanzen wie Schwer-

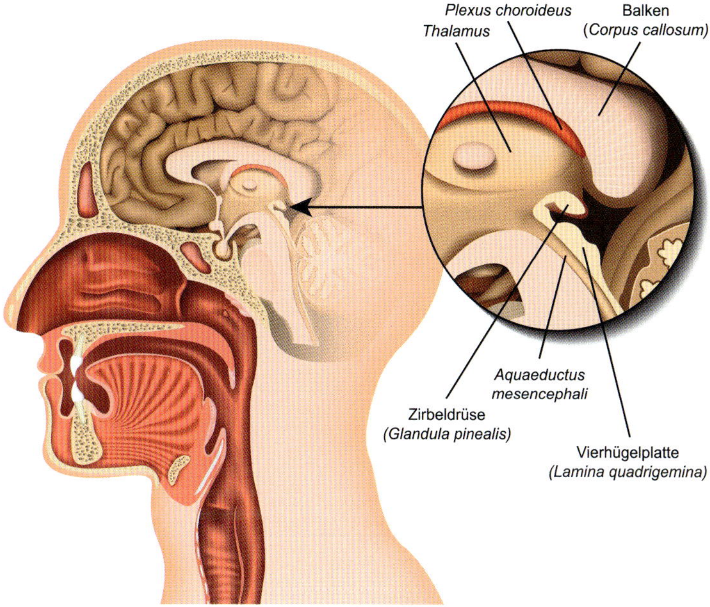

metalle und Giftstoffe. Andererseits können die in ihr produzierten Stoffe auch ungehindert jeden Bereich des Körpers erreichen.

Woraus besteht die Zirbeldrüse?

Die Zirbeldrüse enthält sensorische, neuronale und endokrine Zellen sowie fotorezeptive Zellen, die sie zu einem Lichtsinnesorgan machen. Als Lichtsinnesorgane werden sehr komplexe Organe bezeichnet, die die Fähigkeit haben, auf Licht zu reagieren. Die

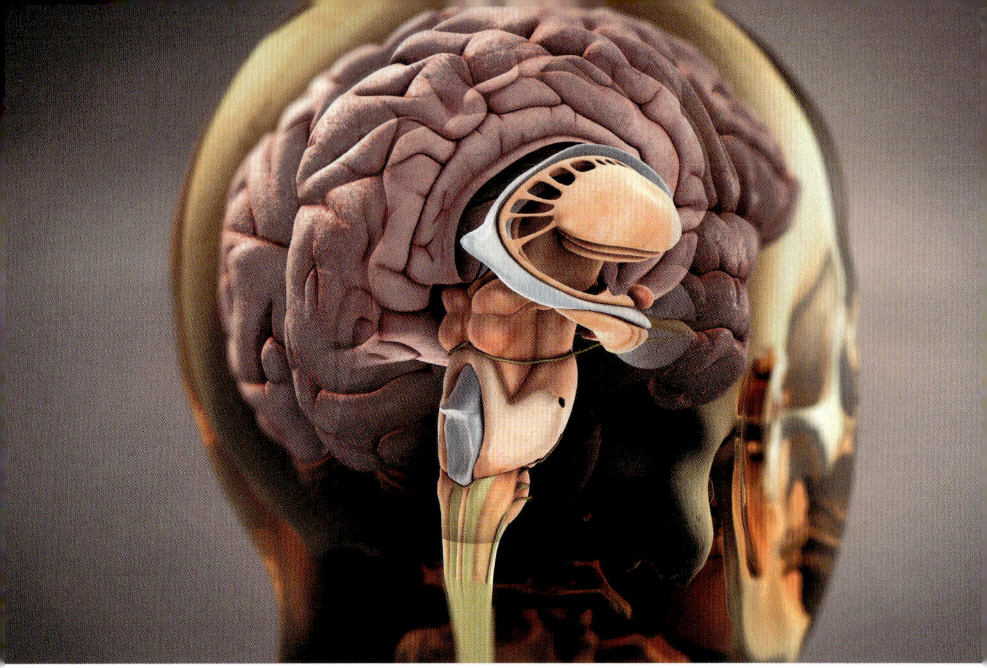

Lichtstrahlen werden hier von speziellen Sehfarbstoffen in den lichtempfindlichen Zellen aufgenommen und in elektrische Impulse umgewandelt. Fast alle Lebewesen haben die Fähigkeit, auf Licht zu reagieren, doch nur bei Menschen und Tieren sind spezielle Sehorgane in Form von Augen ausgebildet. Die menschliche Zirbeldrüse ist kein Auge im eigentlichen Sinn, sie ist jedoch in der Lage, hell, dunkel und die Dämmerung zu sehen. Ihre lichtempfindlichen Zellen regulieren die Anpassung an die Dunkelheit und das Farbsehen, bei dem es nicht um Farben sehen im eigentlichen Sinn geht, sondern darum, die zyklischen Veränderungen in der Farbzusammensetzung des Lichts wahrzunehmen, die vor allem morgens und abends besonders ausgeprägt sind.

Pinealozyten – die speziellen Zellen der Zirbeldrüse

Die gewebstypischen Zellen der Zirbeldrüse werden als Pinealozyten bezeichnet. Sie machen 90 Prozent des Gewebes aus und fungieren sowohl als hormonfreisetzende Zellen wie auch als Neuronen (Nervenzellen). Ihre Hauptaufgabe besteht darin, Melatonin freizusetzen. Über die Pinealozyten kann die Zirbeldrüse auf zwei Wegen im gesamten Körper wirken: über die Hormone, die als Botenstoffe Vorgänge im Körper auslösen, hemmen oder Informationen weitergeben, und über ihre Eigenschaft als Neurone, die in der Lage sind, elektrische Signale zu empfangen und zu senden.

Die Zirbeldrüse ist die einzige Drüse, die ihre Hormone nicht nur ins Blut entlässt, sondern auch in den Liquor. Als weitere Besonderheit kann sie nicht nur Hormone ausschütten, sondern auch Hormone anderer Drüsen aufnehmen. Wissenschaftler wie W. B. Quay, Richard Wurtman, Julius Axelrod und Russel J. Reiter haben schon vor 50 Jahren aufschlussreiche Forschungen zur Zirbeldrüse durchgeführt, die unter anderem bei *PubMed* zu finden sind.

Pinealozyten, Melatonin und Homöostase

Die Pinealozyten geben in der Nacht Melatonin ab und leiten dadurch Schlaf, Regeneration und zahlreiche weitere Körperfunktionen ein. Außerdem schüttet die Zirbeldrüse Neuropeptide aus – Aminosäureverbindungen, die im Gehirn hergestellt werden und als Signal- und Botenstoffe (Neurotransmitter) wirken. Neuropep-

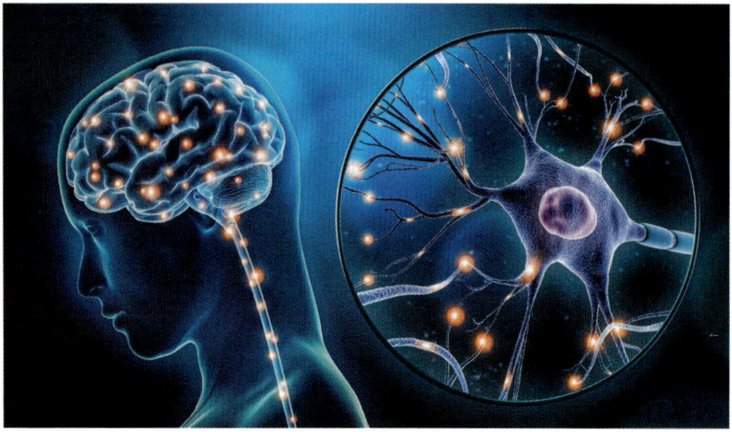

tide erfüllen viele, unterschiedliche Aufgaben, die bisher nur zum Teil bekannt sind. Als Neurotransmitter, zu denen sie zählen, beeinflussen sie die lebenswichtige Homöostase in vielfacher Weise. Die Homöostase ist das grundlegende Prinzip, mit dem das Gleichgewicht in unserem Körper innerhalb enger Grenzen aufrechterhalten wird. Nur durch sie werden unser Energiehaushalt, das Gleichgewicht innerhalb aller Zellen, Organe und unserer Seele in Balance gehalten – und so bleiben wir gesund.

Im Nervensystem sorgen Neurotransmitter für eine optimale Kommunikation zwischen den Nervenzellen und sind an der Regulierung des Immunsystems beteiligt. Die Verbindung zwischen Nerven- und Immunsystem ist so wichtig für unser Wohlbefinden, dass sich ein eigener medizinischer Zweig, die Neuroimmunologie, mit den komplexen Wechselwirkungen zwischen beiden Systemen befasst.

Reich durchblutet und von Nerven durchzogen

Eine weitere Besonderheit der Zirbeldrüse ist ihre starke Durchblutung, die nur von den Nieren übertroffen wird. Sie ist von Nervenfasern des sympathischen und parasympathischen Nervensystems durchzogen und reagiert deshalb ebenso auf anregende wie beruhigende Reize. Das ist wichtig für die Regulierung des Tag-Nacht-Rhythmus. Weitere Nervenfasern stellen eine Verbindung zum Hypothalamus her, der Drüse, die das autonome Nervensystem steuert und damit die Vorgänge, die autonom, also ohne unser Zutun, stattfinden, wie beispielsweise die Atmung, Kreislauf und Körpertemperatur.

Die Verkalkung der Zirbeldrüse

Die Verkalkung der Zirbeldrüse hat einen so großen Einfluss auf ihre Funktion und damit auf unser Leben, dass Sie in diesem Buch immer wieder darüber lesen werden. Verkalkung ist Verhärtung und Verhärtung bedeutet altern. Kinder und Jugendliche sind weich, biegsam und beweglich. Je älter wir werden, desto mehr nehmen die Verhärtungs- und Versteifungsprozesse zu und selbst im Grunde bewegliche Menschen erreichen nicht mehr die Biegsamkeit von früher. Ein wichtiger Grund für die Alterung ist der sinkende Magnesiumspiegel im Körper, während im Verhältnis dazu zu viel Calcium vorhanden ist. Es kommt zu Ablagerungen in den Arterien und den Gelenken, woraus sich mit der Zeit Funktionsstörungen entwickeln.

Im Alter von etwa 20 Jahren zeigt auch die Zirbeldrüse erste Spuren von Verkalkung. Es werden mehr Gliazellen gebildet, die eigentlich als Stützgewebe des Nervensystems gedacht sind. Gliazellen und Neuronen sollten sich in etwa die Waage halten. Nehmen die Gliazellen zu, kommt es zu einer Verhärtung des Gewebes und die hormonproduzierenden Zellen nehmen ab. Es bilden sich kleine Hohlräume im Gewebe (Zysten), in die Calcium- und Magnesiumsalze eingelagert werden und Ablagerungen bilden. Diese Form der Verkalkung macht die Zirbeldrüse härter und schränkt ihre Funktion ein.

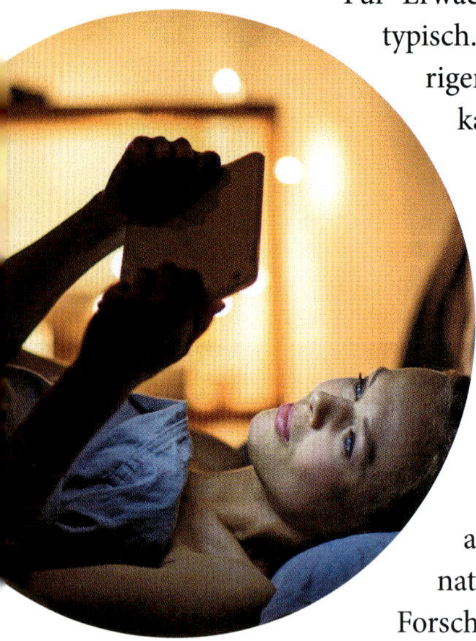

Für Erwachsene ist der Zustand der Verkalkung typisch. Sie wurde aber auch bereits bei 2-jährigen Kindern festgestellt. Eine Verkalkung kann in jedem Alter eintreten, der Grad der Verkalkung ist relativ unabhängig vom Alter. Einige Studien haben gezeigt, dass die Zirbeldrüse bei Alzheimerpatienten deutlich stärker verkalkt ist. Wissenschaftlich belegt ist auch, dass die Zahl der Pinealozyten abnimmt, wenn die Ablagerungen zunehmen. Die Veränderung wirkt sich negativ auf die Melatoninproduktion aus, die Schlafqualität nimmt ab und der natürliche Tag-Nacht-Rhythmus ist gestört. Forscher gehen davon aus, dass wir schneller altern, wenn weniger Melatonin produziert wird.

»Hirnsand« – die andere Seite der Verkalkung

Als Hirnsand (*Acervulus* bzw. *Corpora arenacea*) werden die Ablagerungen von Calcium, Magnesium, Phosphor, Ammonium, Aluminium, Fluorid und weiteren Stoffen bezeichnet, die sich in Form von Kalkdepots in der Zirbeldrüse ablagern. Hirnsand ist im Röntgenbild des Schädels erkennbar. Bis zu einem gewissen Grad scheint seine Entstehung ein natürlicher Vorgang zu sein, der bestimmte Aufgaben erfüllt, wobei Giftstoffe wie Fluorid und Aluminium nur als problematisch anzusehen sind, wenn sie sich ablagern.

2002 kam eine Studiengruppe um Simon Baconnier zu dem Ergebnis, dass Hirnsand nicht einfach nur ein Zeichen des Alterns ist, sondern wichtige Funktionen hat. Baconnier und seine Kollegen sezierten zwanzig menschliche Zirbeldrüsen und fanden eine große Zahl an Mikrokristallen aus Calcit, die sich klar von den anderen, sehr festen Verkalkungen in Form von Hydroxylapatit unterschieden.[1] Calcitkristalle dehnen sich aus und ziehen sich wieder zusammen, wenn elektromagnetische Felder auf sie einwirken. Dadurch entsteht eine messbare elektrische Spannung. 1996, 6 Jahre zuvor, hatte sich bereits ein Wissenschaftlerteam mit der Frage befasst, ob Verkalkungen, die in der Zirbeldrüse gefunden werden, auf EMF (elektrische, magnetische und elektromagnetische Felder) reagieren. Außerdem wollten sie untersuchen, ob Zirbeldrüsengewebe piezoelektrisch ist. Messungen zeigten, dass Zirbeldrüsengewebe nicht zentrosymmetrische Kristalle enthielt, was das Vorhandensein von Piezoelektrizität bewies. Die Forscher fanden zwei unterschiedliche kristalline Verkalkungen, von denen die eine Hydroxylapatit ähnelte und die andere eine hohe Konzentration von schädlichem Aluminium enthielt[2] – eine frühe Bestätigung, dass die »Verkalkung« der Zirbeldrüse differenziert betrachtet werden muss.

Baconnier fand auch Schwefel in der Zirbeldrüse, was darauf hinweist, dass wertvolle Aminosäuren vorhanden sein müssen. Weitere Studien an der European Synchrotron Radiation Facility (ESRF) zeigten, dass die Ablagerungen eine komplexe Struktur aufweisen, wie sie im menschlichen Körper ansonsten nur im Innenohr vorkommt. Heute ist allgemein bekannt, dass diese Kristallformationen piezoelektrische Eigenschaften haben. Das bedeutet, dass unter Druck Elektrizität durch sie fließen kann und sie zu schwingen beginnen, wie es bei der weiter oben genannten Einwirkung von elektromagnetischen Feldern (EMF) der Fall ist. Vereinfacht ausgedrückt wird aus der kristallinen Form eine Art Batterie, die auf der einen Seite positiv und auf der anderen Seite negativ geladen ist, sodass Strom fließt.[3] Die daraus entstehenden Schwingungen haben eine zentrale Bedeutung für unsere Gesundheit. »Kein anderes Organ im menschlichen Körper ist mit einer so großen Menge an kristallinen Magnetfeldstrukturen ausgestattet, die durch die Fluoridierung von Zahnpasten, Trinkwasser, Essen, Impfungen usw. nicht mehr ausreichend in der Lage sind, die Hormondrüsen, das Immunsystem, das Darm-Mikrobiom und die Biorhythmik unseres Körpers zu steuern«[4], schreibt Prof. Edinger in *Zirbeldrüse in Gefahr*. Damit ist klar: Nicht nur die genannten Einflüsse, auch elektromagnetische Felder schaden den kristallinen Strukturen der Zirbeldrüse, je nachdem, um welche Frequenz es sich handelt.

Schaltstelle des neuroendokrinen Systems

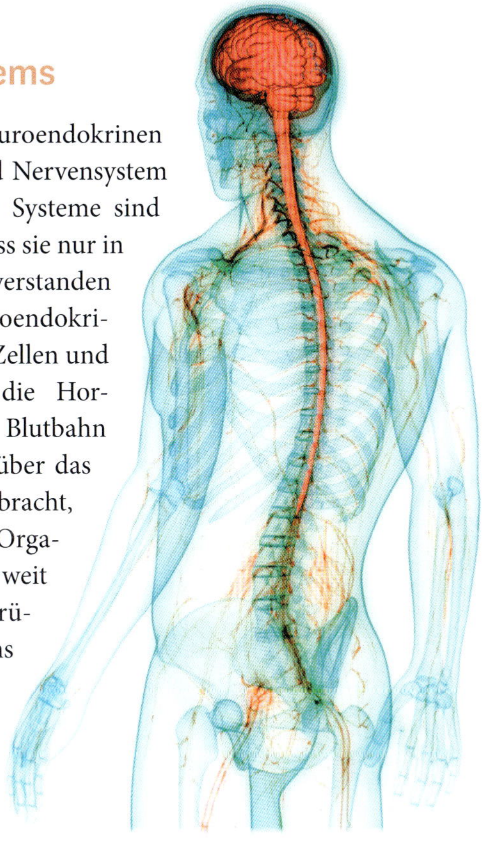

Die Zirbeldrüse ist Teil des neuroendokrinen Systems, unter dem Drüsen- und Nervensystem zusammengefasst werden. Beide Systeme sind so eng miteinander verwoben, dass sie nur in ihrem Zusammenwirken richtig verstanden werden können. Unter dem neuroendokrinen System werden alle Organe, Zellen und Zellsysteme zusammengefasst, die Hormone herstellen und dann in die Blutbahn abgeben. Die Hormone werden über das Blut zu ihren Einsatzgebieten gebracht, wo sie die Zusammenarbeit von Organen koordinieren, die zum Teil weit voneinander entfernt sind. Die Drüsen des neuroendokrinen Systems reagieren auf Ungleichgewichte im Körper und schütten Hormone aus, die Vorgänge wie die Aufnahme von Nährstoffen, Hunger und Sättigung, den Stoffwechsel, Sexualität und Fortpflanzung, Wachstum und Regeneration, die körperliche und seelische Reifung sowie das Energie- und Leistungsniveau regulieren. Die Aufgabe des neuroendokrinen Systems besteht darin, ein stabiles Milieu im Körper zu schaffen, in dem Ausgeglichenheit herrscht, also ein Zustand der Homöostase. Das neuroendokrine System ist wie ein Messfühler, der auf Abweichungen vom Idealzustand reagiert und dafür sorgt, dass dieser Zustand möglichst wieder erreicht und aufrechterhalten wird. Wie lebenswichtig diese Funktion ist, lässt sich daran erkennen, dass Atmung, Körpertemperatur, Blutdruck, Kreislauf, Stoffwechsel und Verdauung von diesen Regulierungsmechanismen abhängig sind. Fallen Sie aus beziehungsweise sinkt die neurohormonelle Leistung, dann ist es so, als würde das Lebenslicht heruntergedreht.

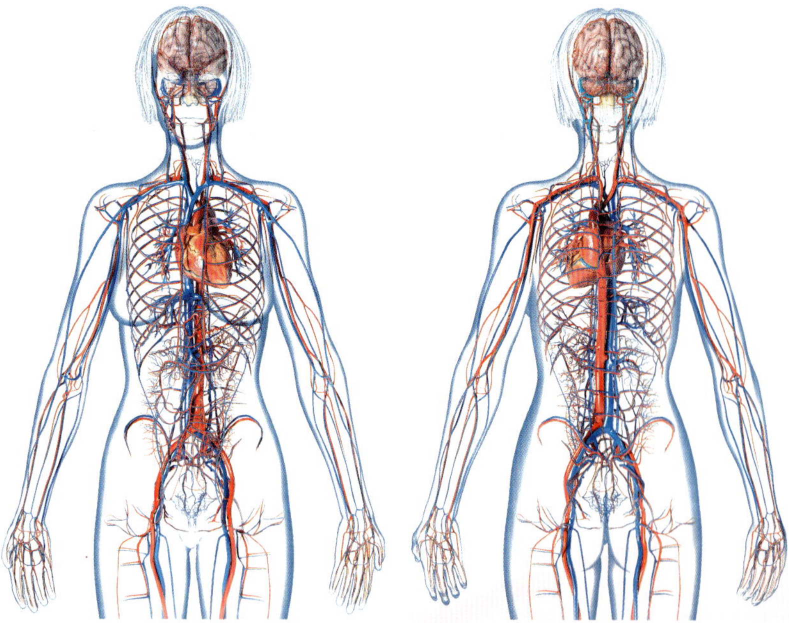

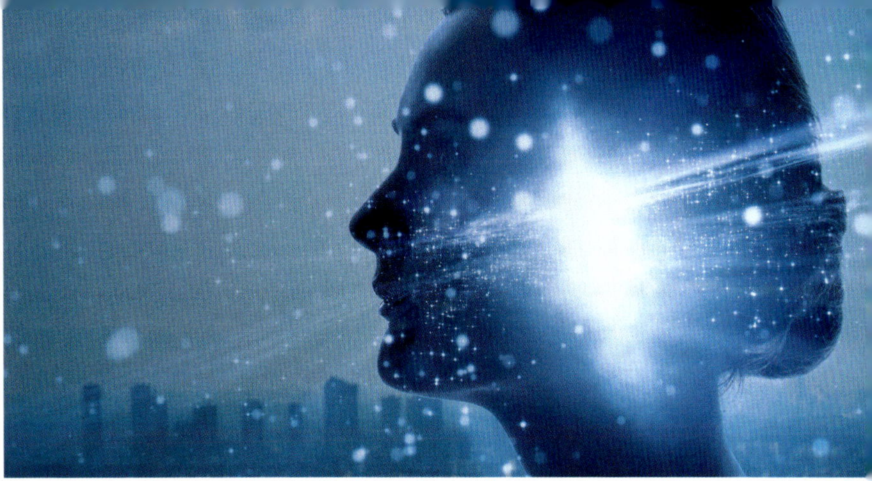

Die Zirbeldrüse verbindet uns mit der Umwelt

Die Zirbeldrüse reagiert auf Licht, Klänge und Gerüche sowie auf Magnetfeldschwankungen, wie sie zum Beispiel im Stromnetz oder im Erdmagnetfeld vorkommen – ein Effekt, der durch die kristallinen Strukturen und ihre piezoelektrischen Eigenschaften[5] ausgelöst wird. Eine weitere Eigenschaft der Zirbeldrüse bestätigt ihre Rolle als Schnittstelle zwischen Außen und Innen: Unsere Sinnesorgane nehmen Informationen aus der Umwelt auf wie Licht, Geräusche, Gerüche, Tastempfindungen und Temperatur. Dabei handelt es sich um elektrische Signale, die von den Nervenzellen aufgenommen und an das Gehirn weitergeleitet werden. Die Zirbeldrüse ist mit den Sinnesorganen neuronal verbunden und wandelt diese elektrischen Reize in Hormonsignale um, die körperliche Abläufe lenken und verändern können. Der Botenstoff Melatonin spielt hier eine zentrale Rolle.

Bioelektrizität – wie wir in uns selbst Strom erzeugen

Wird auf einen Quarzkristall Druck ausgeübt, zum Beispiel durch einen Bohrer, beginnt er nach einiger Zeit zu leuchten. Ein schönes Beispiel finden Sie bei YouTube in dem Video »Piezoluminescence in a quartz crystal«[6]. Innerhalb des Kristalls gibt es keine Batterie, woher kommt also die Elektrizität, die ihn zum Leuchten bringt? Elektrizität für sich genommen ist noch kein Strom. Strom bedeutet, dass etwas fließt, und Strom bewirkt, dass der Kristall leuchtet. Es gibt eine ruhende, statische Elektrizität, bei der kein Strom fließt. Wenn sich atomare Teilchen dagegen wie negativ geladene Elektronen und positiv geladene Protonen bewegen, fließt Strom. Auch in unserem Körper finden ununterbrochen elektrische Vorgänge statt. Alle Sinneswahrnehmungen, die Nerven- und Muskeltätigkeit und viele weitere Vorgänge beruhen auf der elektrischen Übertragung von Informationen durch die Nervenzellen.

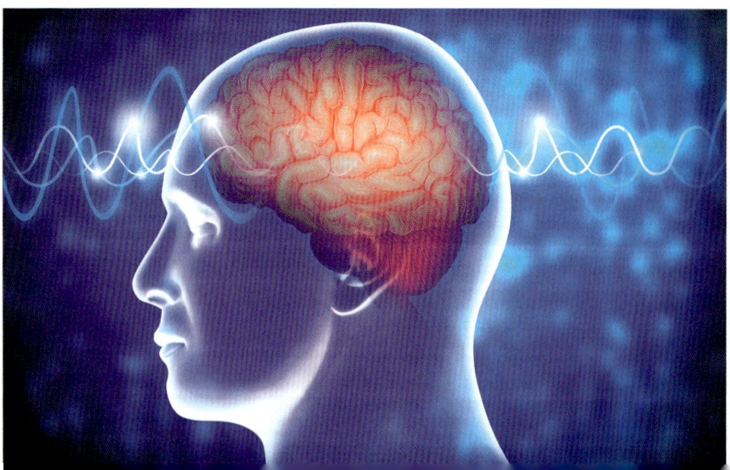

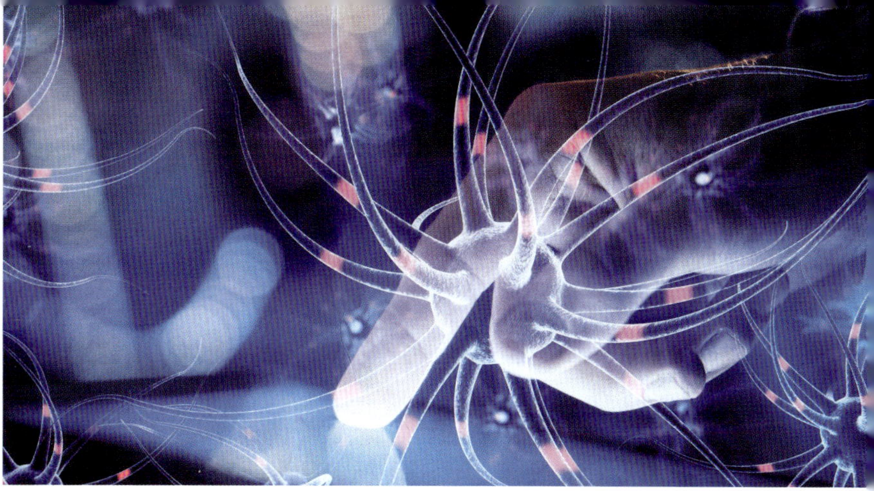

Piezoelektrizität – Strom, der unter Druck entsteht

Unter Druck entsteht eine besondere Form der Elektrizität, die Piezoelektrizität (griech. *piezein* = »pressen«, »zusammendrücken«). Wenn Kristalle durch Druck deformiert werden, erzeugen sie elektrische Felder und Strom. Wenn der Druck nachlässt, nehmen sie wieder ihre ursprüngliche Gestalt an. Nicht nur Kristalle in der Natur, sondern auch die Moleküle unserer Muskeln, Knochen, Zellmembranen und Augen, des Bindegewebes, der Fasern, der DNA und nicht zuletzt die Strukturen in der Zirbeldrüse sind in einer kristallähnlichen Struktur angeordnet. Übt man zum Beispiel Druck auf die Knochen aus, wie es bei bestimmten Körperübungen im Bodybuilding oder im Yin Yoga der Fall ist, beginnt Strom zu fließen, und je länger der Druck anhält, desto mehr Strom entsteht. Es sind zwar nur kleine Mengen, aber sie reichen schon aus, um uns zu erfrischen und zu energetisieren.

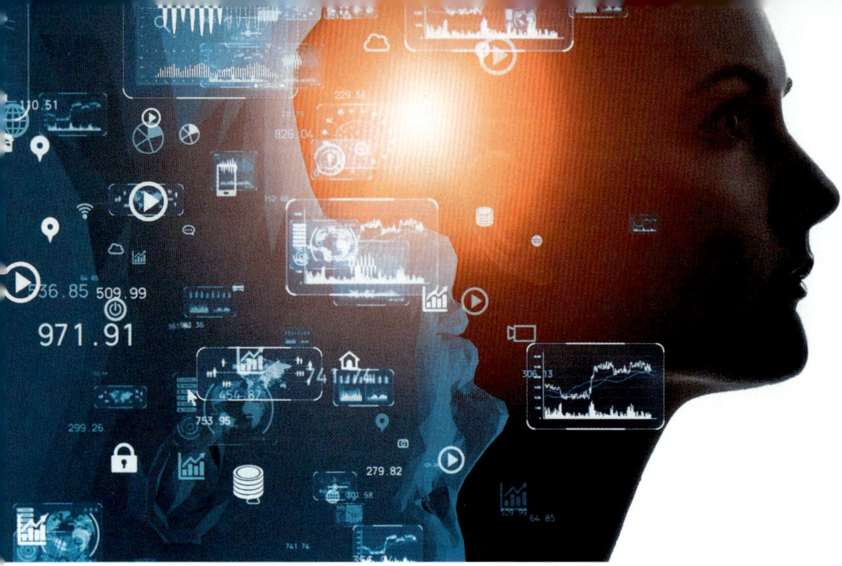

Piezoelektrizität und Piezolumineszenz in der Zirbeldrüse

Die kristallinen Strukturen in der Zirbeldrüse bestehen aus Calcium, Kohlenstoff und Sauerstoff. Sie erzeugen Piezolumineszenz, ein Leuchten, das durch Druck entsteht. Es ist ein kaltes Licht, eines, das keine Wärme verströmt und sich im blaugrünen Spektrum bewegt. Versuche mit Ratten haben ergeben, dass Krebs und Zellwucherungen mithilfe der Biolumineszenz sicherer entdeckt werden konnten als mit einem Wärmebildverfahren.[7,8]

Die Piezoelektrizität der Zirbeldrüse reagiert auf elektromagnetische Einwirkung von außen, auch auf Mobilfunkfrequenzen und andere Frequenzen, mit denen wir täglich konfrontiert werden, wie WLAN, Induktionsherde und Mikrowellenöfen.[9] All diese Magnetwellen wirken auf die Zirbeldrüse und unseren gesamten

Körper ein und können mit der Zeit Veränderungen an den Zellmembranen hervorrufen.

Die kristallinen Strukturen in der Zirbeldrüse ähneln denen im Innenohr. Beide werden durch Schwingungen in Bewegung gesetzt und beide reagieren daher auf Schallwellen. Deswegen ist es nicht egal, welche Art von Musik wir hören. Musik beeinflusst unsere Stimmung und unser Denken. Darüber hinaus ist es möglich, Menschen durch hörbare oder unhörbare Wellen zu beeinflussen. Quarzkristalle, die ebenfalls schwingen und piezoelektrische Eigenschaften haben, können einen harmonisierenden Effekt auf uns haben, weshalb sie als Meditationsgegenstand so beliebt sind.

Energie- und Informationsmedizin

Bioelektrizität und Piezoelektrizität sind Phänomene im menschlichen Körper, die einen völlig neuen Zugang zu Gesundheit, Energieübertragung und Heilung eröffnen. Die Energie- und Informationsmedizin beruht auf diesen Prinzipien und auf dem Wissen, das schon kleinste Bewegungen im Körper elektrische Felder und Strom erzeugen können. Die Piezokristalle in der Zirbeldrüse reagieren auf Schwingungen und Magnetfelder aller Art, auch aus dem Weltraum. Es ist nicht gleichgültig, welchen Schwingungen und Magnetfeldern wir ausgesetzt sind. Sie können schaden (wie zum Beispiel WLAN und 5G) oder aufbauen (wie zum Beispiel bestimmte Bereiche der Infrarotstrahlung). Auch Gedanken sind Energien. Eine Veränderung der Gedankenfrequenz verändert unsere Hirnchemie und wirkt sich auf den gesamten Körper aus.

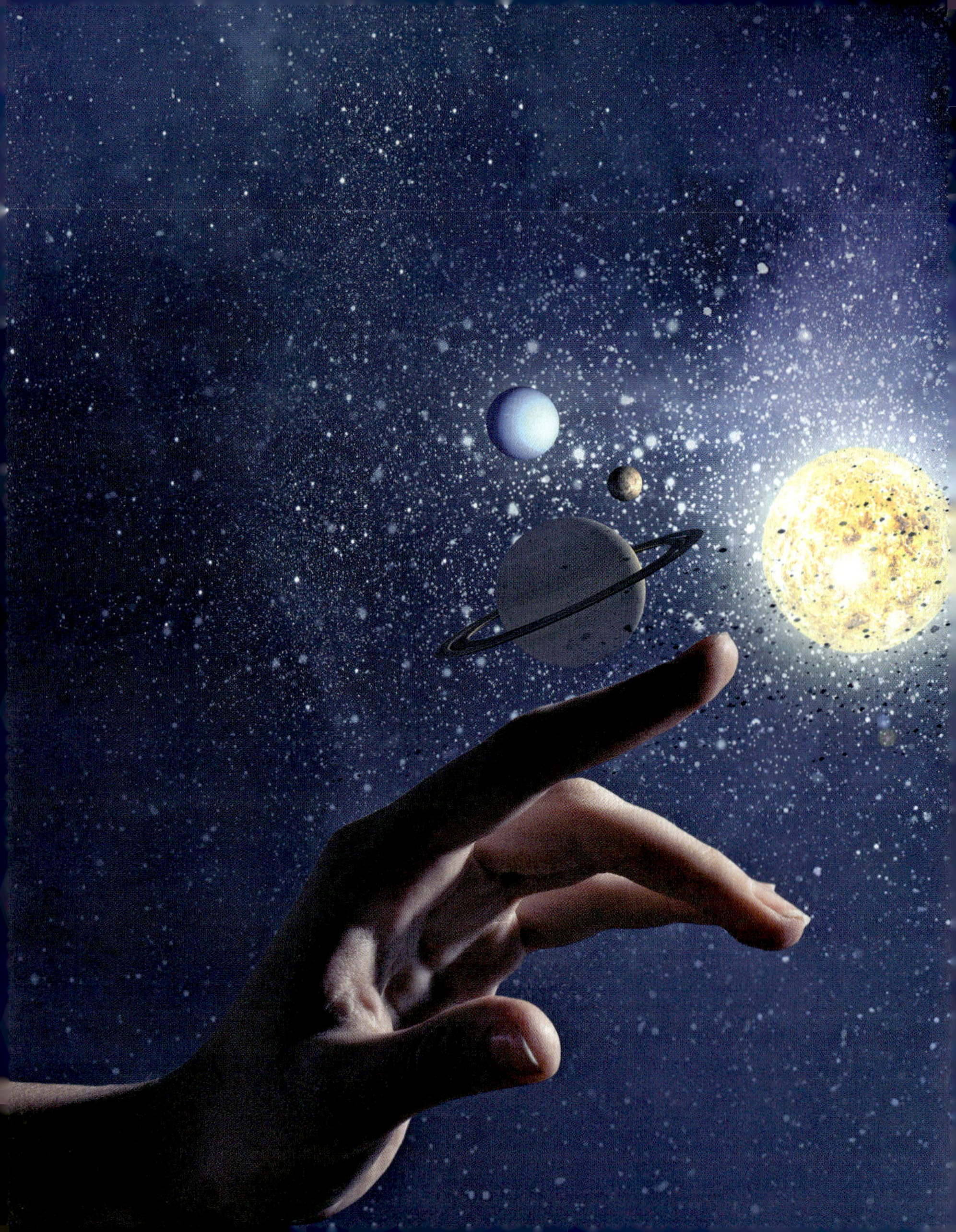

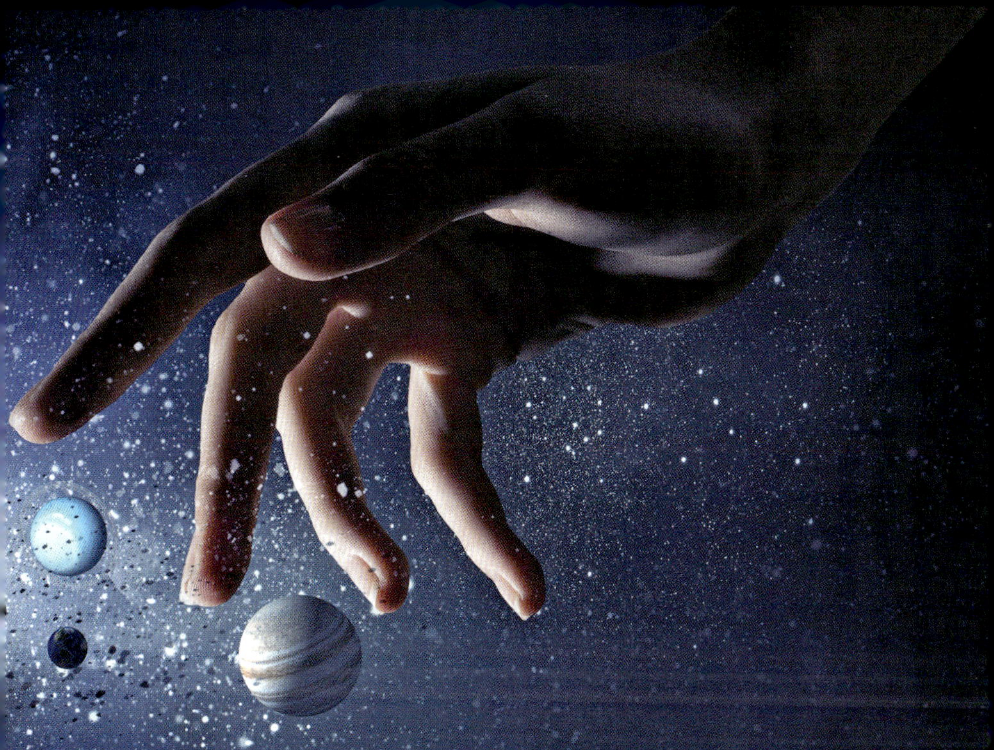

Chronobiologie – die Medizin der Lebensrhythmen

dies (dt. Tag), und begründete die moderne Chronobiologie. Der zirkadiane Rhythmus, wie er auf Deutsch heißt, erstreckt sich über ungefähr 24 Stunden und beeinflusst alles Leben auf der Erde.

Der Tagesrhythmus hat für unser Wohlbefinden die größte Bedeutung. Unsere Befindlichkeiten und Bedürfnisse wechseln innerhalb von 24 Stunden und die Frage, inwieweit wir ihnen folgen oder sie übergehen, hat einen großen Einfluss auf unsere Gesundheit, das Stressniveau, die geistige und körperliche Leistungsfähigkeit und die Entwicklung von Krankheiten. Viele unserer modernen Lebensgewohnheiten stören die natürlichen Rhythmen. Leistungsziele verleihen uns zwar die Kraft, die biologischen Rhythmen zu überwinden, bedeuten aber auch, dass wir gegen unseren Körper und unsere Kräfte arbeiten. Langes Aufbleiben in der Nacht und stattdessen Schlafen am Tag, Schichtarbeit mit einem wechselnden Rhythmus zwischen Tag- und Nachtarbeit, unregelmäßiges Essen und das häufige Übergehen von Ruhebedürfnissen werden immer häufiger mit verschiedenen Krankheiten in Verbindung gebracht. Professor Moser geht davon aus, dass Störungen der inneren Uhr mitverantwortlich für das Burn-out-Syndrom sind. Häufige Reisen in andere Zeitzonen, wie das bei Flugpersonal der Fall ist, stellen ebenfalls eine große Belastung für unseren natürlichen Tag-Nacht-Rhythmus dar.

Neuere Forschungsergebnisse belegen, dass ein gestörter chronobiologischer Rhythmus das Risiko für eine Krebserkrankung oder einen Herzinfarkt in die Höhe schnellen lässt. Bei finnischen Flugbegleiterinnen war die Brustkrebsrate nach 14 Arbeitsjahren doppelt so hoch wie die von Frauen, die kein derartiges Flugpensum absol-

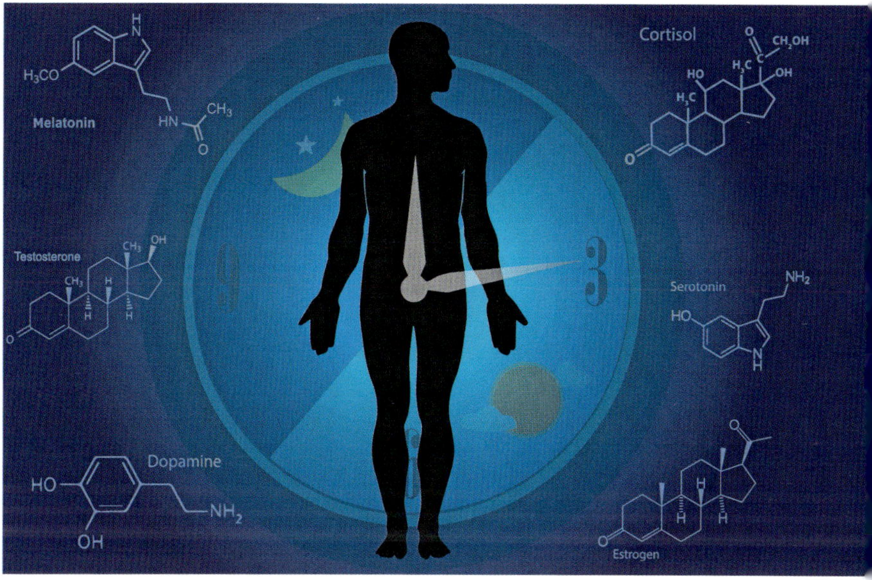

viert hatten. Bösartiger Hautkrebs (Melanome) waren bei dänischen Frauen, die in Nachtschicht arbeiteten, und bei isländischen Verkehrspiloten 25-mal häufiger als bei anderen Berufen. Während einer internationalen Konferenz im Juni 2019 kam eine Arbeitsgruppe der International Agency for Research on Cancer IARC zu dem Ergebnis, dass Nacht- und Schichtarbeit potenziell krebserregend sind.[11] Ausschlaggebend ist hier das Hormon Melatonin, das die Zirbeldrüse in der Nacht ausschüttet und damit den Organismus auf Ruhe und Schlaf und eine schwächere Verdauung einstimmt. Selbst die Einnahme von Medikamenten ist abhängig von diesem Rhythmus.

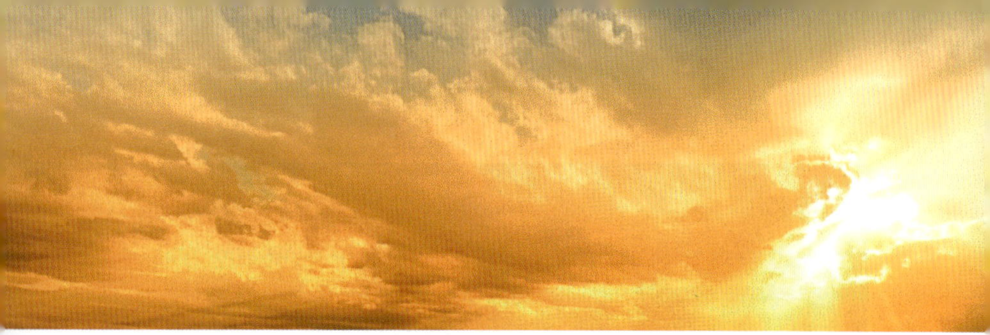

Licht – der Regler des zirkadianen Rhythmus

Die zirkadiane Uhr in uns muss täglich neu gestellt werden. Wenn wir zu wenig Licht empfangen, kann sich unser chronobiologisches System nicht ausrichten, was zu großen Problemen führen kann: Schlaf- und Essstörungen, Energiemangel, depressive Verstimmungen (vor allem in der lichtarmen Zeit im Winter), Konzentrationsschwierigkeiten und fehlende Motivation bis hin zu weiteren ernsthaften Erkrankungen. Licht hat den größten Einfluss auf einen natürlichen Tagesrhythmus. Wie hell es ist, welche Art von Licht wir sehen – Sonnenlicht oder Kunstlicht – und wann es dunkel wird, entscheidet darüber, ob die verschiedenen Abläufe im Gehirn, die auf Entspannung, Schlafen und Regeneration umschalten, in Gang gesetzt werden.

Sonnenlicht regt die Gliazellen in der Retina (Netzhaut) der Augen an, das Fotopigment Melanopsin zu produzieren. Melanopsin macht wach, denn es signalisiert dem Nucleus suprachiasmaticus, dass es Tag ist und Zeit, aufzustehen. Der Nucleus suprachiasmaticus, ein Teil des Hypothalamus, leitet diese Information an die Zirbeldrüse weiter, die nun die Melatoninproduktion einstellt. Im Dunkeln wird dagegen kein Melanopsin produziert. Dann beginnt die Melatoninproduktion und leitet den Schlaf ein. Dieser scheinbar so einfache Rhythmus sorgt für ein gesundes Tag-Nacht-Gleichgewicht, was fundamental wichtig für unser körperliches und seelisches Wohlbefinden ist. Die gute Nachricht ist: Ein aus dem Takt geratener innerer Rhythmus kann wieder in seinen natürlichen Ablauf gebracht werden, und hier spielt die Zirbeldrüse eine wichtige Rolle.

Was sind zirkadiane und ultradiane Rhythmen?

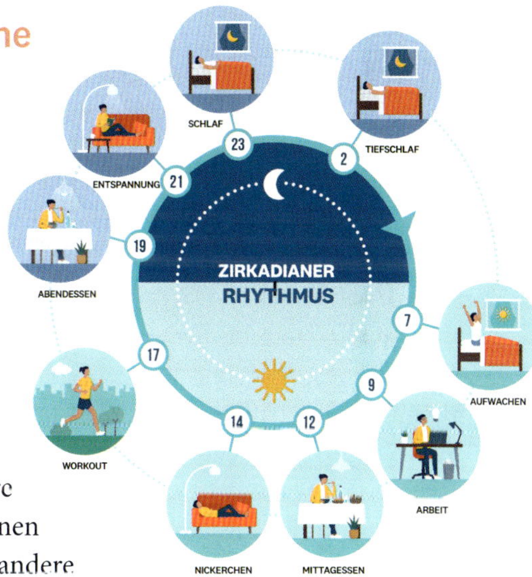

Der zirkadiane Rhythmus und die ultradianen Rhythmen sind die großen, rhythmischen Einheiten, in denen alles Leben schwingt. Sie beeinflussen unseren Tag, unsere Stimmung, unser Verhalten und unsere Möglichkeiten. Sie zu kennen bedeutet, sich selbst und andere besser zu verstehen und sich bewusster in diese Schwingungsmuster eingliedern zu können.

Neben dem zirkadianen Rhythmus, der etwa 24 Stunden dauert, gibt es eine Vielzahl ultradianer Rhythmen. Sie umfassen Vorgänge, die sich innerhalb von 24 Stunden ein- oder mehrmals wiederholen, sind aber kürzer als ein voller Tag. Ultradiane Rhythmen können sich innerhalb von Sekunden, Bruchteilen von Sekunden oder mehreren Stunden wiederholen. Darüber hinaus gibt es noch weitere biologische Rhythmen, die unser Leben beeinflussen, wie die Mondphasen und die Jahreszeiten, der Menstruationszyklus und der Rhythmus der Organe, der sich in der Organuhr der Traditionellen Chinesischen Medizin (TCM) widerspiegelt.

Jeder Mensch hat seinen eigenen zirkadianen Rhythmus

Menschen haben unterschiedliche biologische Uhren. Ein einfacher Unterschied besteht darin, dass es Frühaufsteher und Langschläfer gibt. Individuell sind auch Herzschlag, Puls- und Atemfrequenz. Unsere persönlichen Rhythmen können sich verändern, zum Beispiel durch Training. Krankheiten und Stress können Rhythmen ebenfalls aus dem Takt bringen. Der individuelle Tagesrhythmus verändert sich außerdem oft mit dem Alter. Ältere Menschen gehen häufig früher schlafen und sind früher wach, auch wenn es in jüngeren Jahren anders war. Kraft unseres Willens können wir unserem natürlichen Rhythmus entgegensteuern und die Nacht zum Tag und den Winter durch Reisen zum Sommer machen. Früher oder später fordert das aber seinen Preis. Das Stressniveau mit all seinen Konsequenzen steigt und die Schlafqualität nimmt ab. 2019 stellte eine Arbeitsgruppe der International Agency for Research on Cancer fest, dass Nacht- und Schichtarbeit potenziell krebserre-

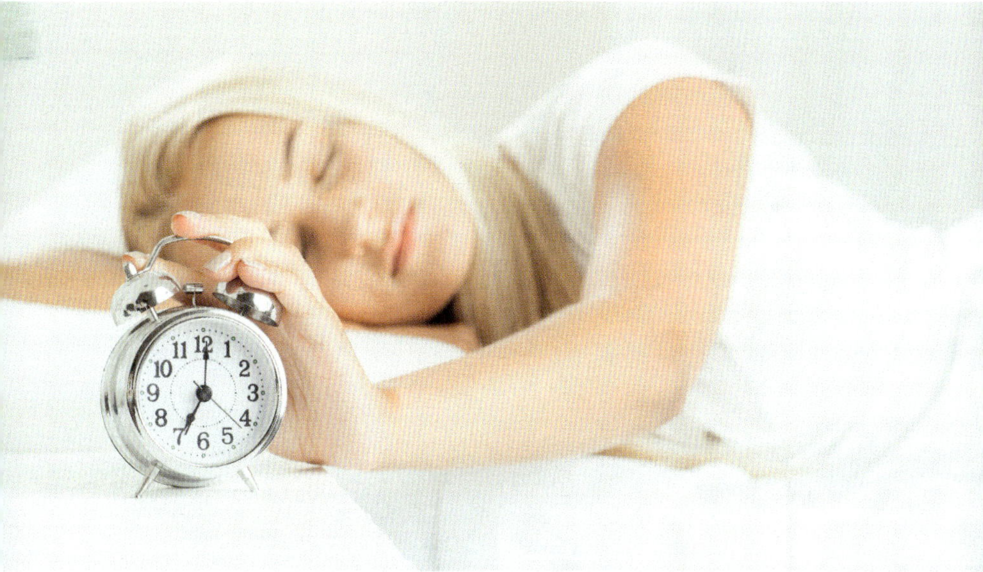

gend sind.[12] Ausschlaggebend ist hier das Hormon Melatonin, das die Zirbeldrüse in der Nacht ausschüttet, um den Organismus auf Ruhe und Schlaf und eine schwächere Verdauung einzustimmen.

Rhythmus kann Medizin sein. Rhythmische Bewegungen, den Rhythmus des Atems bewusst wahrzunehmen und zu spüren, wie sich die Bauchdecke dabei hebt und senkt, der Rhythmus von Musik, Tönen und Farbspielen oder ein Leben, das sich an den Feiern und Ritualen des Jahreslaufs ausrichtet, all das kann wieder Ordnung in unseren Geist, unsere Seele und in unseren Körper bringen, wenn wir aus dem Takt geraten sind.

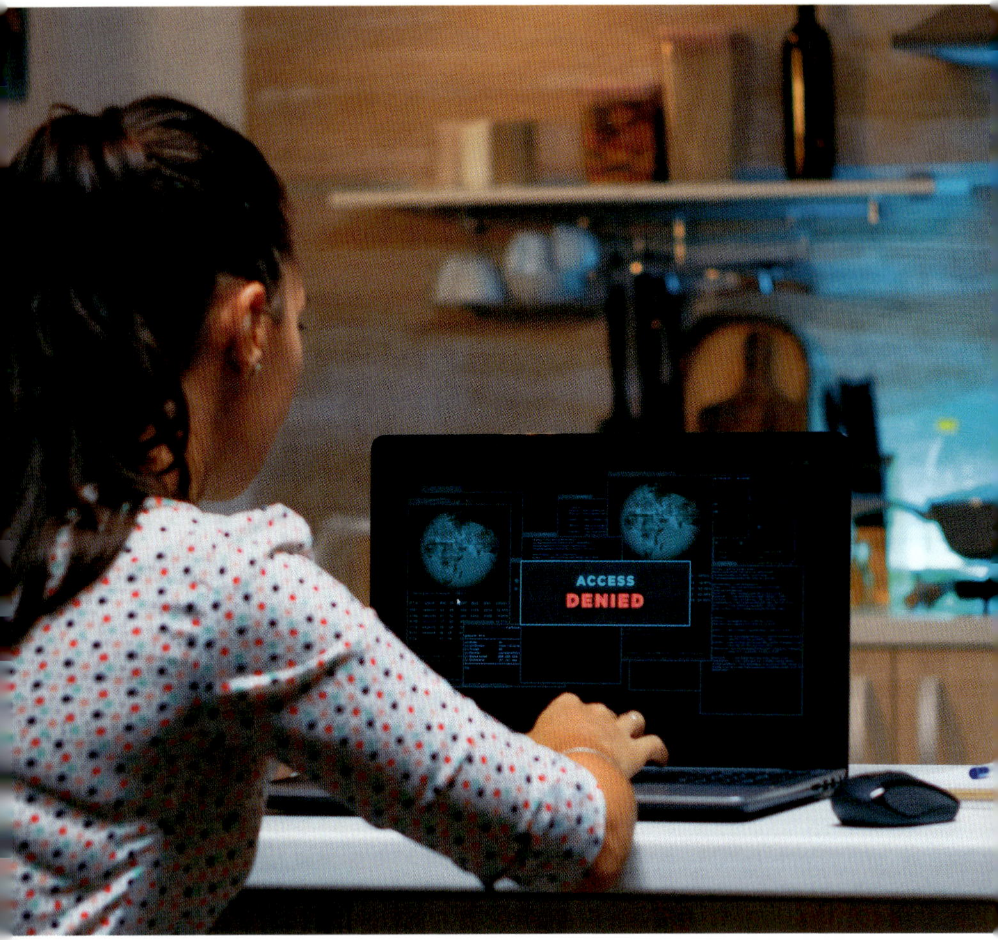
ACCESS
DENIED

Ein gestörter Rhythmus macht krank

Wenn unsere innere Uhr aus dem Takt kommt, sei es durch einen unregelmäßigen Lebens- oder Arbeitsablauf, falsche Essgewohnheiten, chronischen Stress oder zu viel Kunstlicht in der Nacht, leiden unsere Gesundheit und unser seelisches Wohlbefinden. Schlafstörungen sind nur ein, wenn auch sehr wichtiger Ausdruck eines durcheinandergeratenen inneren Rhythmus. Weitere Folgen sind ein zu hoher oder zu niedriger Blutdruck, Herz-Kreislauf-Erkrankungen, Verdauungsprobleme, Ängste, Depressionen und vieles mehr. Wir altern schneller, wenn die inneren Rhythmen gestört sind. Hormonproduktion und Zellaktivität gehen zurück und wir sind weniger gut in der Lage, uns an wechselnde Bedingungen im Außen wie Temperatur, Feuchtigkeit und andere Reize zu gewöhnen oder uns einem wechselnden sozialen Umfeld und neuen Eindrücken anzupassen. Es lohnt sich also den natürlichen Rhythmen Aufmerksamkeit zu schenken. Dazu zählt der überlegte Umgang mit Kunstlicht, vor allem dem Blaulicht von Bildschirmen (PC, Tablet und Smartphone) zu Uhrzeiten, an denen es dunkel ist, denn dieses regt die Ausschüttung von Melatonin entweder an oder verhindert sie.

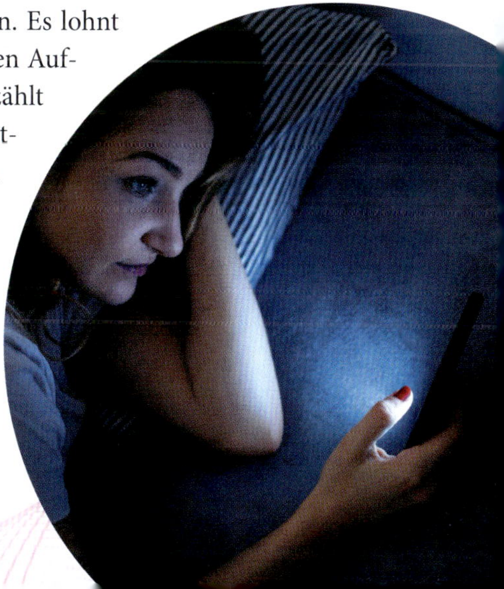

Die Zirbeldrüse als oberstes Steuerungsorgan

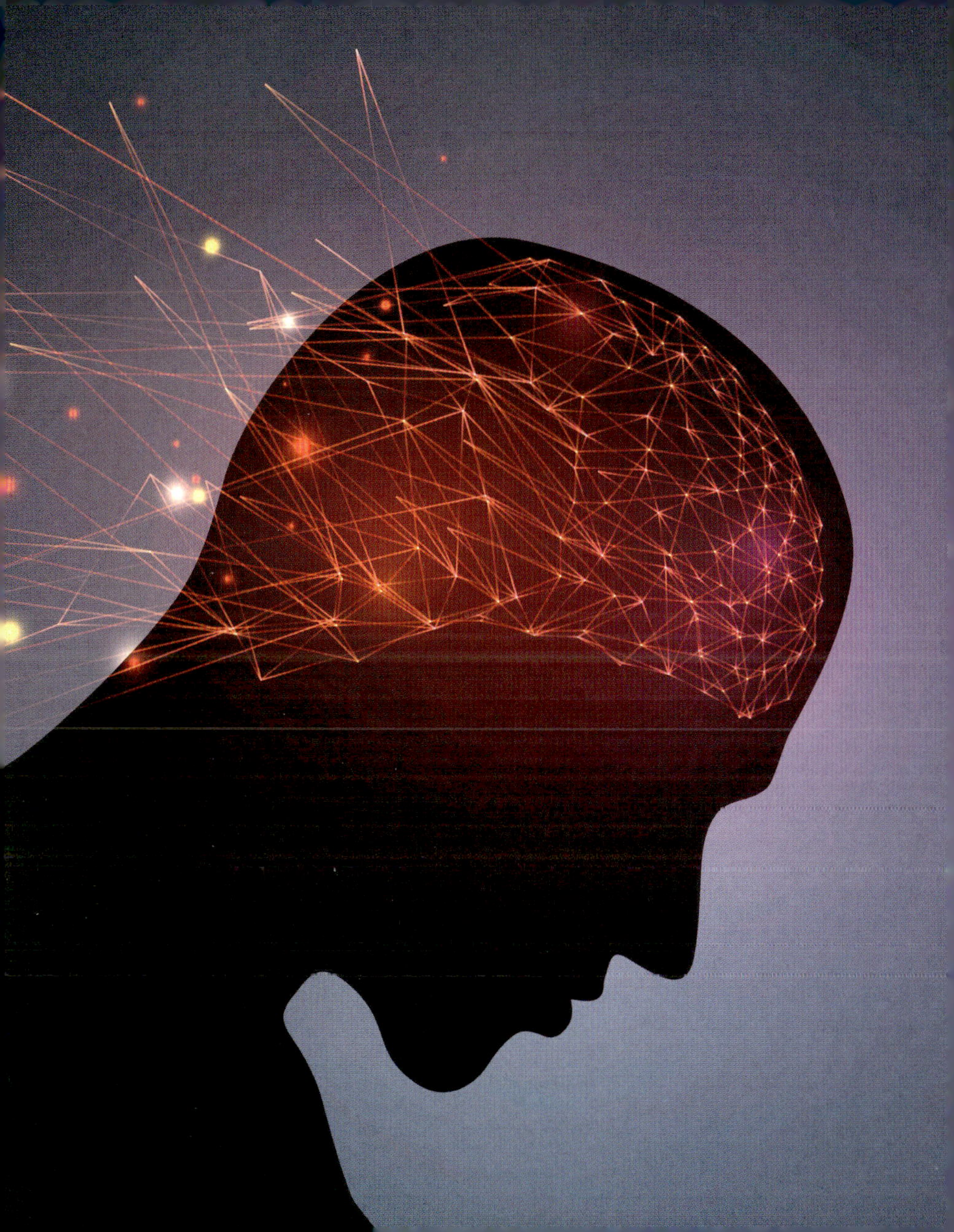

Dirigent des Drüsensystems

Im Biologieunterricht haben wir gelernt, dass die Hypophyse das oberste Steuerungsorgan des Drüsensystems ist. So steht es auch in den meisten Lehrbüchern. Die Hypophyse wird wiederum weitgehend vom Hypothalamus gesteuert, der als übergeordnete Instanz in unserem Gehirn gilt. Je mehr die Erforschung der Zirbeldrüse voranschreitet, desto klarer wird allerdings, dass sie die oberste Regulationsdrüse ist. Und nicht nur das, sie ist auch eine Schnittstelle zwischen unserer inneren Welt und der Welt um uns herum. Ihre einzigartigen Eigenschaften verbinden sie auf eine Weise mit dem Leben, die weit über medizinische Definitionen hinausgeht. Aus medizinischer Sicht hebt sie ihre besondere Lage im Gehirn hervor. Sie ist mit dem dritten Ventrikel verbunden, einem von vier Hohlräumen in der Mitte des Gehirns, die mit Hirnwasser (Liquor) gefüllt sind. In der Zirbeldrüse gibt es ebenfalls einen mit Liquor gefüllten Hohlraum. Bemerkenswert ist auch, dass sie nicht durch die Blut-Hirn-Schranke geschützt, sondern frei zugänglich ist.

Da der Hypothalamus mit dem Nucleus suprachiasmaticus der Ort ist, an dem die Information über Licht oder Dunkelheit aufgenommen und an die Zirbeldrüse weitergeleitet wird, gilt er in der medizinischen Literatur als oberster Taktgeber für den zirkadianen Rhythmus und oberstes Regelwerk in unserem Körper. Bei genauer Betrachtung der Zirbeldrüse muss diese gewohnte, hierarchische Anordnung jedoch neu bewertet werden. Zirbeldrüsenspezialist Prof. Dr. Enrico Edinger bezeichnet die Zirbeldrüse als oberstes Steuerungsorgan des gesamten Drüsensystems, in dem sämtliche

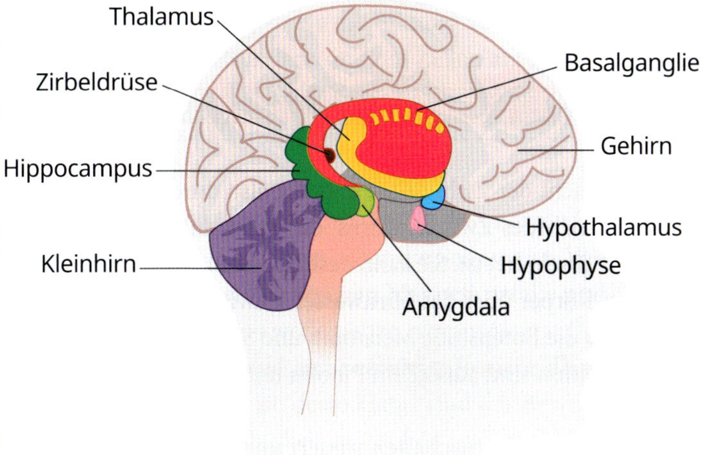

Hormone produziert werden. In seinem Buch *Zirbeldrüse in Gefahr* begründet er ihre übergeordnete Rolle im menschlichen Körper folgendermaßen:

»Die Zirbeldrüse ist mit ihren Botenstoffen Melatonin und Serotonin die einzige Hirndrüse, die aufgrund ihrer einzigartigen Lage ohne Blut-Hirn-Schranke mit dem kompletten Hirnwasser (Liquor) und dem zerebrospinalen Kanalsystem des Rückenmarks (ebenfalls Hirnwasser) verbunden ist. Dadurch können alle Drüsen im Gehirn (Thalamus, Hypothalamus, Hypophyse) sowie alle Nerven im Körper und ebenso sämtliche Lymphbahnen und Blutgefäße erreicht werden.«

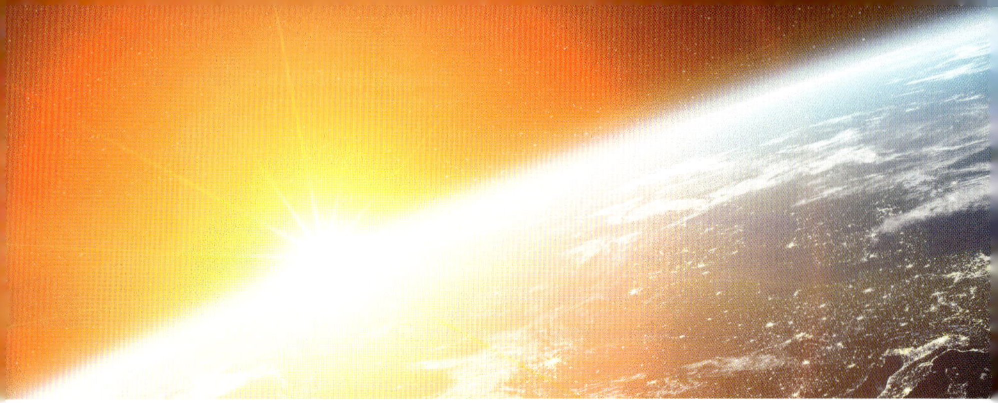

Extra: Sonnenwind und Schumann-Resonanz – was ist das?

Die Sonne sendet ständig einen Strom aus Elektronen und Protonen sowie ein wenig Helium aus, den sogenannten Sonnenwind. Dieser Strom geladener Teilchen liefert Licht und Wärme, spendet Leben und wirkt heilend. Zu bestimmten Zeiten kommt es zu Ausbrüchen auf der Sonne, die massenweise Teilchen in Richtung Erde schleudern, wodurch das Magnetfeld der Erde gestört wird und sich die Oberwellen der Schumann-Resonanz erhöhen. Aus spiritueller Sicht wirkt sich diese Erhöhung auf das menschliche Bewusstsein aus und steht in Verbindung mit dem Erwachen der Menschheit.

Als Schumann-Wellen oder Schumann-Resonanz werden elektromagnetische Wellen bezeichnet, die achtmal pro Sekunde zwischen der Erdoberfläche und der Ionosphäre um die Erde laufen. Sie entstehen durch Blitze und andere Vorgänge in der Atmosphäre und wurden nach ihrem Entdecker,

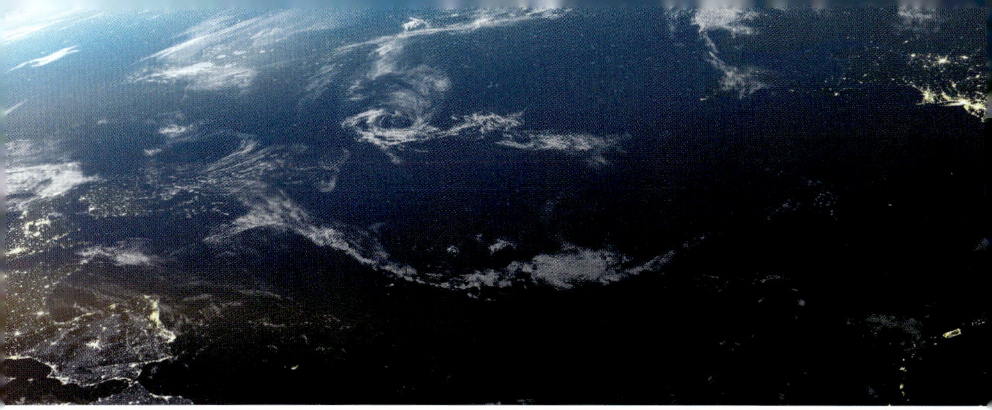

dem Physiker Winfried Schumann, benannt. Ihre Grundfrequenz liegt bei 7,83 Hertz. Beim Menschen liegt diese Frequenz an der unteren Grenze der Alpha-Gehirnwellen, also zwischen Schlafen und Wachen. Schumann-Frequenzen erzeugen Wohlbefinden, Ruhe und Entspannung. Dies ist möglich, weil in unserem Körper unentwegt elektrische Vorgänge ablaufen, die mit Schwingungen außerhalb seiner selbst verbunden sind. Wenn der Körper um die 7,83 Hertz schwingt, verbindet er sich mit dem elektromagnetischen Feld der Erde, das die heilenden Sonnenwind-Elektronen aufnimmt und an uns weitergeben kann.

Die Zirbeldrüse nimmt diese Erdresonanz auf und synchronisiert ihre Aktivität mit dieser Frequenz. Den Beweis lieferten russische Astronauten, die auf ihren Weltraumflügen große psychische und körperliche Probleme bekamen. Die Störungen verschwanden, als man ihnen auf dem Flug die Schumann-Resonanz vorspielte.

Zirbeldrüse und Hypothalamus

Die Zirbeldrüse erhält Informationen vom Hypothalamus, aber nur sie ist in der Lage, diese Informationen so umzusetzen und weiterzuleiten, dass sie im gesamten Körper genutzt werden können. So

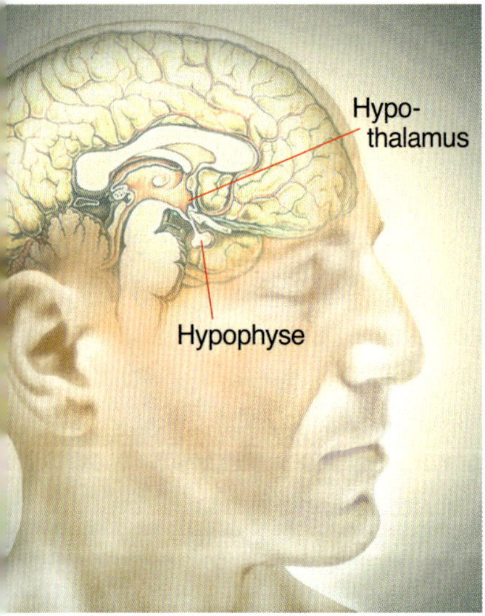

gesehen wird der Hypothalamus mit dem Nucleus suprachiasmaticus zu einem Zulieferer, nicht zum Chef der Zirbeldrüse. Von ihrem Zustand hängt ab, was mit den Informationen, die sie bekommt, geschieht. Unser Körper ist mehr wie ein Konzert, in dem die Musiker zusammenwirken, und letztlich tun sie das ohne Dirigent. Doch die Zirbeldrüse ist aufgrund der Verbindung, die sie vom Gehirn zum gesamten Organismus herstellt, das Zünglein an der Waage.

Was könnte wichtiger sein, als dieses winzige Organ zu pflegen, es im bestmöglichen Zustand zu erhalten und alles dafür zu tun, um seine Kräfte zu reaktivieren, was angesichts der zahlreichen Belastungen, denen wir ausgesetzt sind, eine tägliche und nicht ganz einfache Aufgabe ist. Stress, Giftstoffe und Schwermetalle, Fluorid, Abgase, Blaulicht, Handystrahlung und WLAN – die Liste von Dingen, die der Zirbeldrüse schaden, ist lang. Trotzdem ist es nicht unmöglich und es lohnt sich!

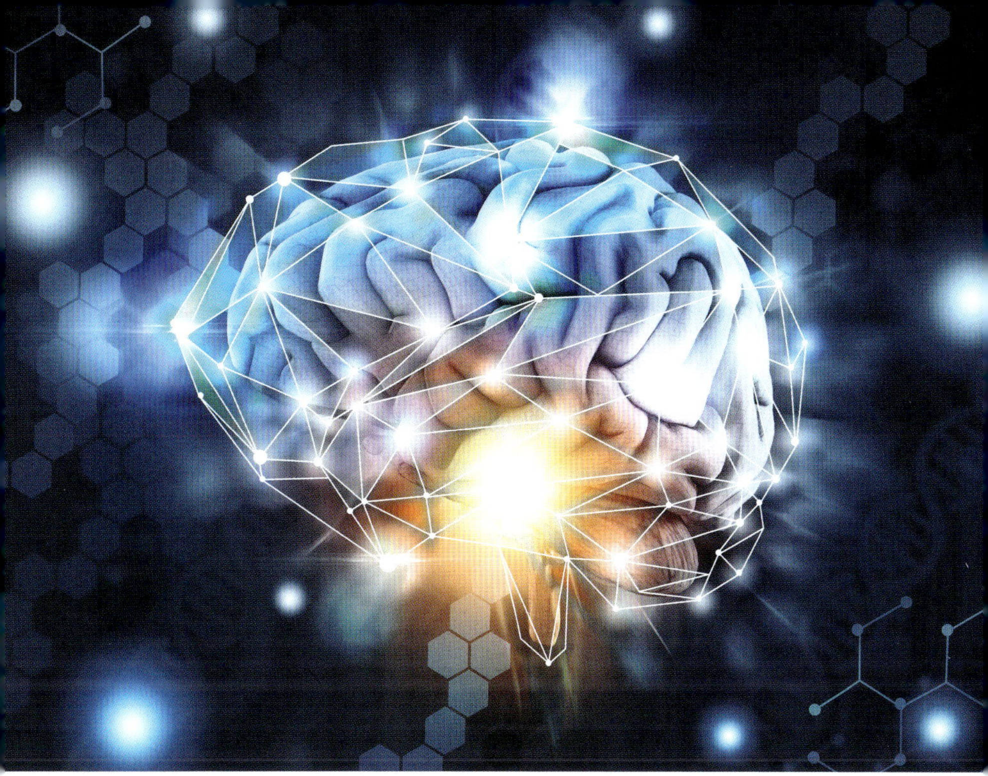

Die lichtempfindlichen Zellen der Zirbeldrüse

Inzwischen ist nachgewiesen, dass die Zirbeldrüse eigene, lichtempfindliche Zellen besitzt. Sie fangen das Licht auf, das sie über den Sehnerv empfangen. Es sind dieselben zwei Arten von Fotorezeptorzellen, die auch in der Netzhaut des Auges, der Retina, vorkommen. Die Stäbchenzellen im Auge nehmen Licht auch dann noch wahr, wenn es nicht besonders hell oder sogar dunkel ist, und bestimmen über die Nachtsicht. Die Zapfenzellen reagieren auf unter-

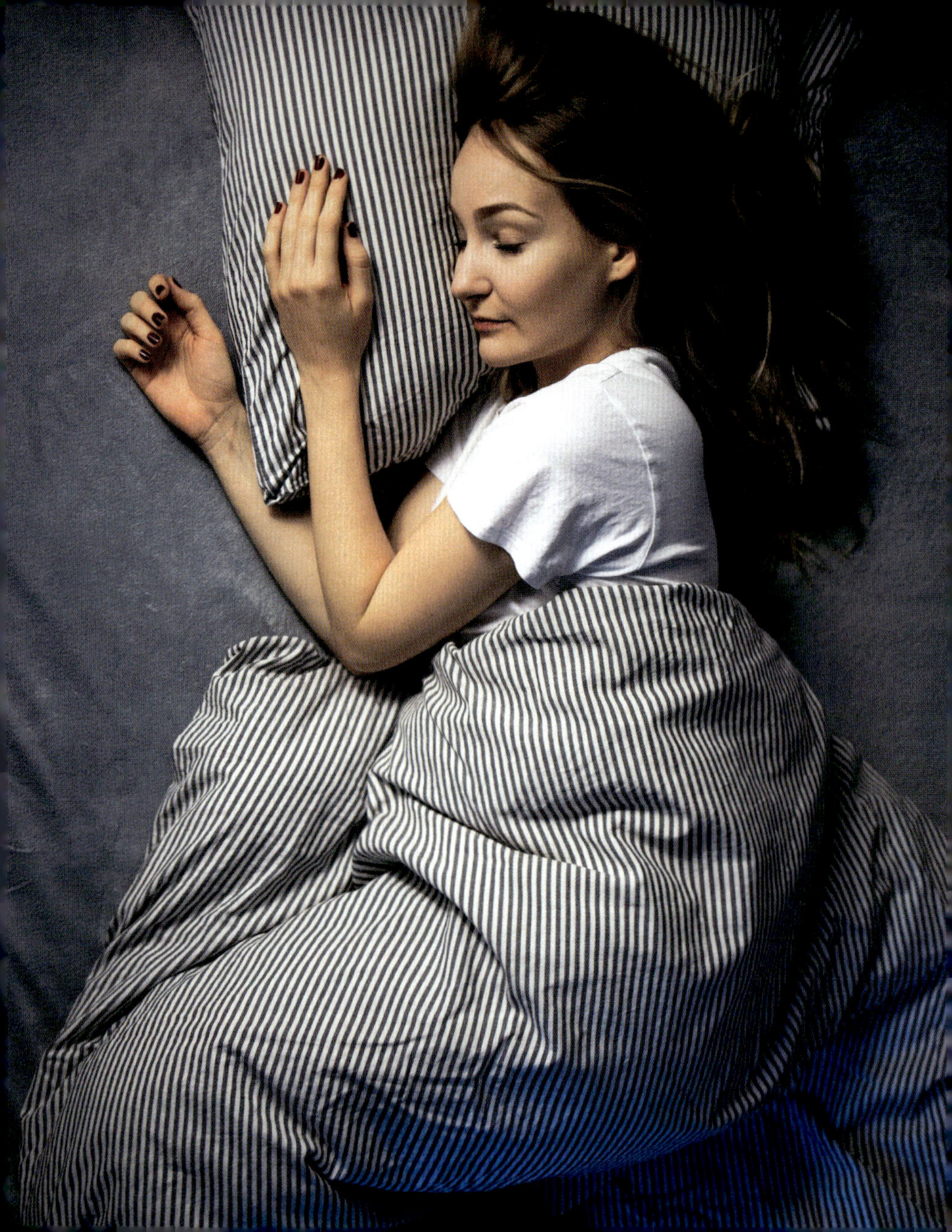

schiedliche Wellenlängen und ermöglichen das Sehen von Farben. Augen und Zirbeldrüse sind neuronal verbunden, sodass die Ausschüttung von Hormonen wie Melatonin, Sexualhormonen und anderen Stoffen je nach Lichteinfall angeregt oder gehemmt wird.

Dank ihrer lichtempfindlichen Sensoren ist die Zirbeldrüse in der Lage, nicht nur den Tag-Nacht-Rhythmus aufrechtzuerhalten, sondern auch diesen Rhythmus an Verschiebungen anzupassen. Eine solche Verschiebung kann durch langes Arbeiten bei Nacht und künstliches Licht genauso verursacht werden wie durch Langstreckenflüge über Zeitzonen hinweg. Die wichtigsten Botenstoffe für einen gesunden und flexiblen Rhythmus sind Serotonin und Melatonin. Letzteres wird bei einsetzender Dunkelheit aus Serotonin gebildet. Melatonin hat den größten Einfluss darauf, wie gut der gesamte Körper und seine Organe wie zum Beispiel Herz, Leber und Nieren funktionieren und sich regenerieren können. Das Gleiche gilt für den hormonellen Zyklus der Frau, die Spermienbildung beim Mann und die Fruchtbarkeit beider Geschlechter.

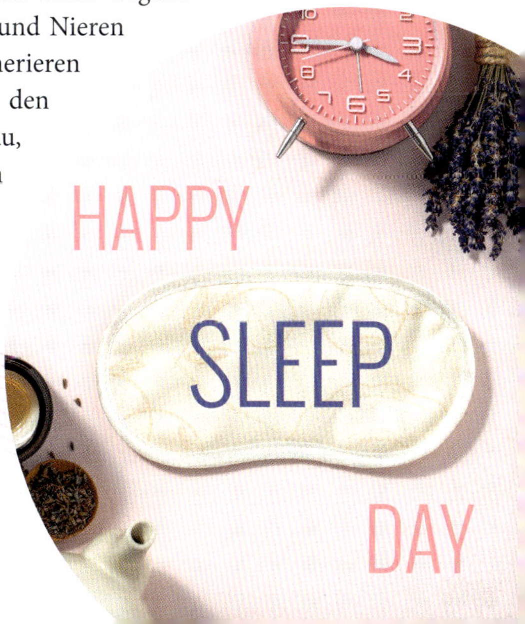

Steuerung, Rhythmus, Regeneration – die Aufgaben **der Zirbeldrüse**

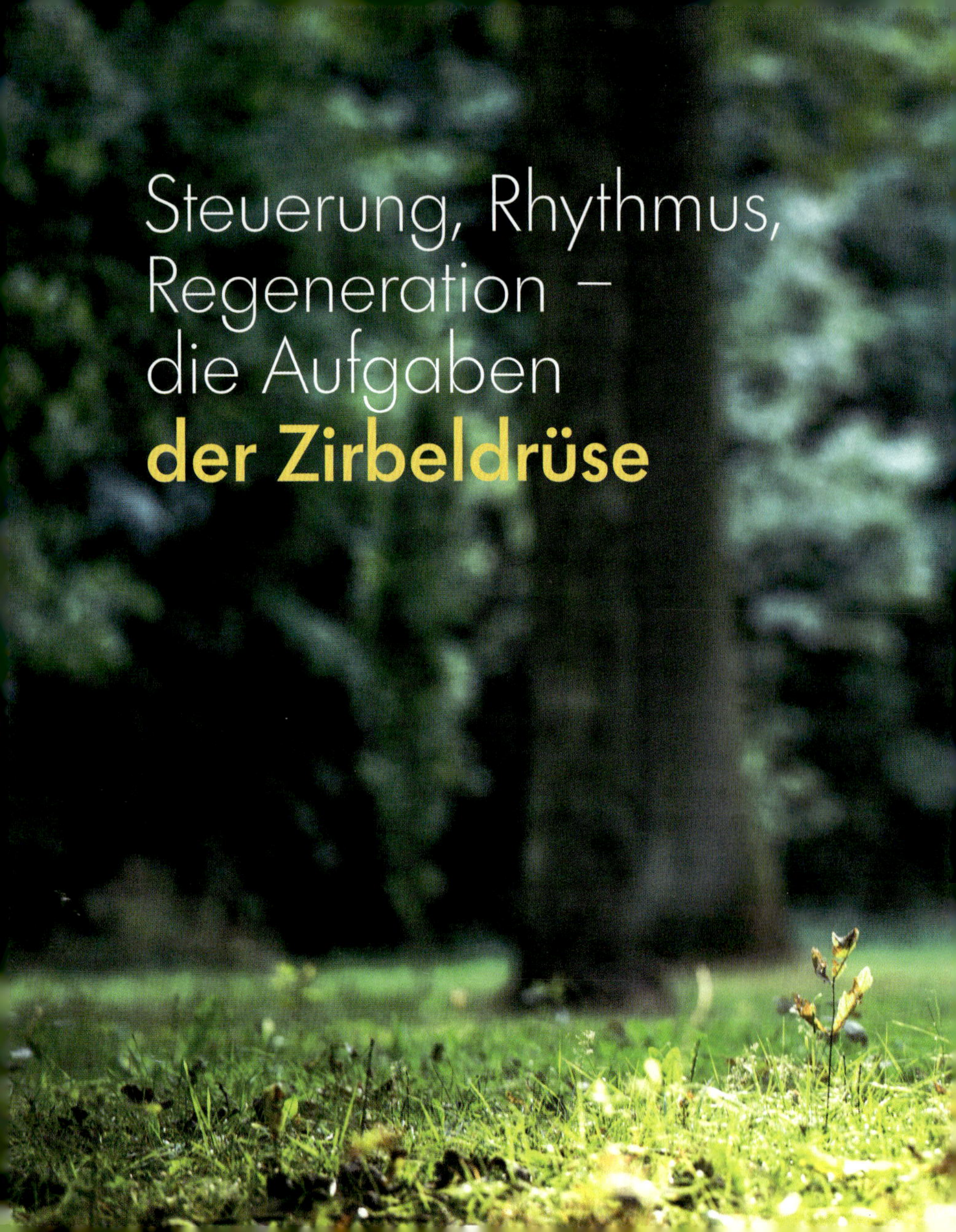

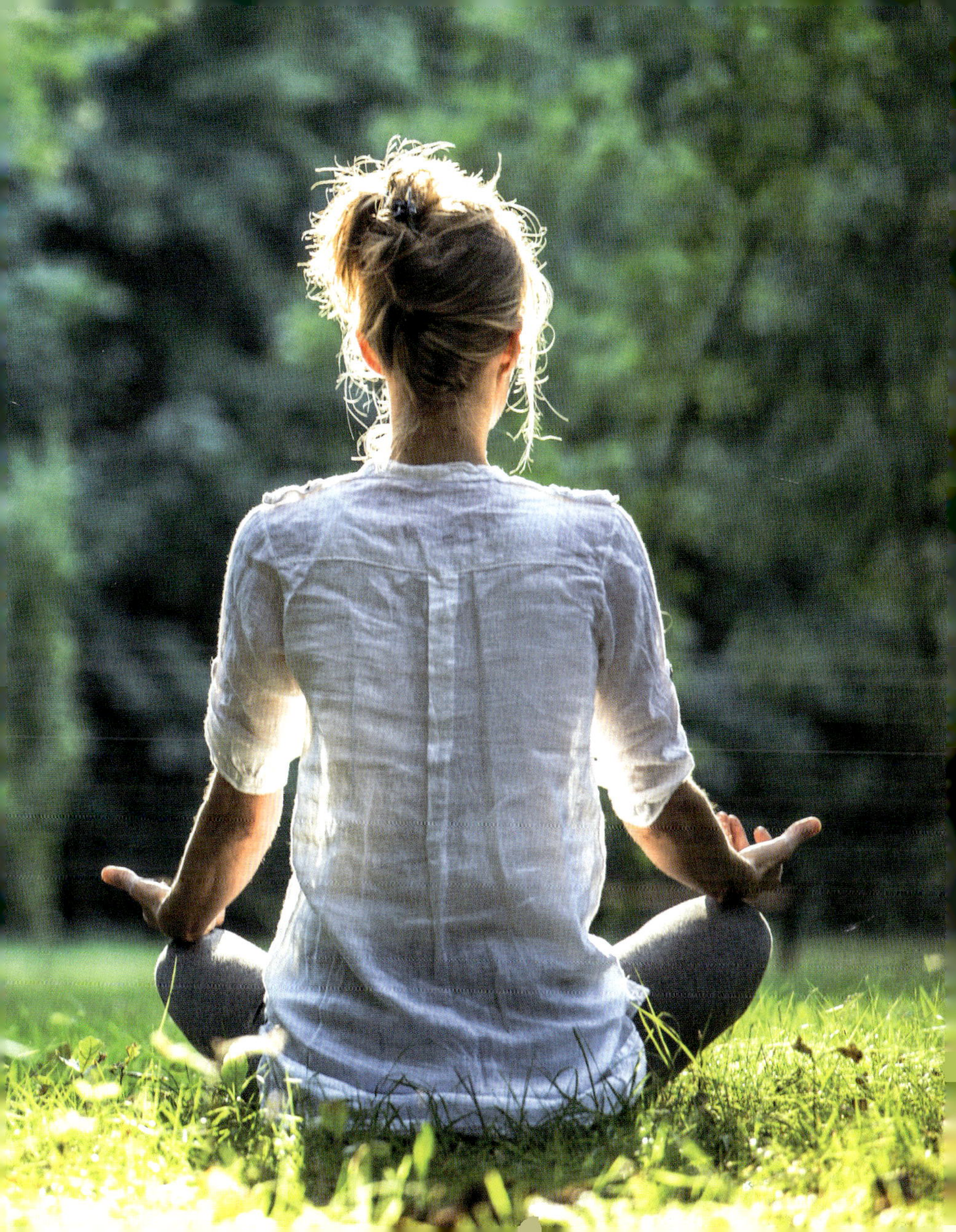

Die Aufgaben im Überblick

Die Zirbeldrüse

- … steuert das Hormonsystem, insbesondere Schilddrüse und Thymus;
- … reguliert den Schlaf-Wach-Rhythmus;
- … passt den Organismus an Rhythmusveränderungen wie bei Jetlag an;
- … produziert Melatonin und Serotonin (Indolamine);
- … produziert Noradrenalin (Katecholamin);
- … produziert Pinolin (Beta-Carbolin);
- … produziert DMT (Tryptamin);
- … produziert 5-MeO-DMT (Tryptamin);
- … produziert Bufotenin (Tryptamin-Alkaloid);
- … stellt durch Melatonin die Gesundheit der Zellen sicher, vor allem des Zellkerns und der Mitochondrien;
- … steuert den Ab- und Aufbau neuer Zellen in der Nacht und regeneriert die Zellen im Schlaf;
- … beeinflusst die Abgabe von Sexualhormonen, des follikelstimulierenden Hormons und des luteinisierenden Hormons in der Hypophyse und damit die Fruchtbarkeit und Fortpflanzung;

- … reguliert den Menstruationszyklus und den Beginn der Pubertät;
- … beeinflusst Wachstum und körperliche Entwicklung;
- … reguliert die Körpertemperatur;
- … reguliert den Elektrolythaushalt;
- … ist am Zwischenstoffwechsel beteiligt (den Stoffwechselprozessen an der Schnittstelle von anabolem und katabolem Stoffwechsel);
- … stabilisiert den Blutdruck;
- … beeinflusst Herz und Herz-Kreislauf-Gesundheit;
- … wirkt regulierend im Immunsystem;
- … hemmt Entzündungen;
- … wird für die Versorgung und Funktion der Thymusdrüse gebraucht;
- … ist am Aufbau der Darmflora beteiligt;
- … stabilisiert den Gemütszustand und hellt die Stimmung auf;
- … hat einen Anti-Aging-Effekt und unterstützt die Länge der Lebensspanne;
- … ist am Endocannabinoid-System beteiligt;
- … kann die Entstehung von Tumoren verhindern.

Zirbeldrüse, sexuelle Entwicklung und Fortpflanzung

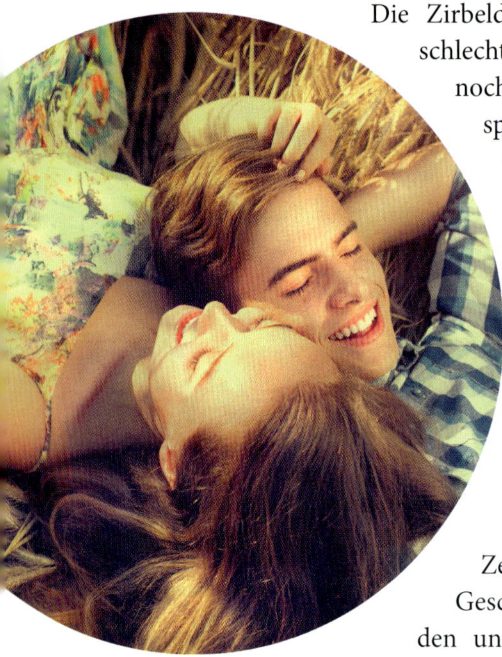

Die Zirbeldrüse bestimmt, wann die Geschlechtsreifung beginnt. Kinder haben noch einen sehr hohen Melatoninspiegel. Wenn sie sich der Pubertät nähern, beginnt er zu sinken. Untersuchungen haben gezeigt, dass der hohe Melatoninspiegel die Hypothalamus-Hypophysen-Gonaden-Achse in Ruhe hält und so eine Frühreife verhindert. Umgekehrt setzte die Pubertät verfrüht ein, wenn die Zirbeldrüse in Tierversuchen entfernt wurde.[14] Die Zirbeldrüse reguliert den Zeitpunkt, an dem die weiblichen Geschlechtshormone freigesetzt werden und hat so einen entscheidenden Anteil an der Fruchtbarkeit. Sie löst die Menstruation aus und legt den monatlichen Zyklus und die Dauer der Menstruation fest. Ihr Signal bestimmt den Beginn der Menopause ebenso wie die altersbedingten hormonellen Veränderungen beim Mann.[15]

Zirbeldrüse, Thymus und Immunsystem

In einer ungarischen Studie aus dem Jahr 2016 wird die essenzielle Verbindung zwischen Zirbeldrüse, Thymusdrüse und Immunsystem beschrieben. Der Thymus ist ein wichtiger Teil des Immunsystems und sozusagen die Schule einer bestimmten Art weißer Blutkörperchen, nämlich der Lymphozyten, die dort reifen und sich ausdifferenzieren. Gleichzeitig entsorgt der Thymus unbrauchbare Lymphozyten, sodass nur die wirklich funktionstüchtigen in die Abwehrarena geschickt werden.

Die Zirbeldrüse wird für die Versorgung und Funktion der Thymusdrüse gebraucht. Tierversuche haben gezeigt, dass das Immunsystem vollständig zusammenbricht, wenn bei Neugeborenen sowohl die Thymusdrüse als auch die Zirbeldrüse entfernt wird. Wie wichtig beide für das Immunsystem sind, zeigt sich auch daran, dass sich beide nach der Pubertät zurückbilden, wodurch das Risiko für Autoimmunreaktionen je nach Umfang der Rückbildung steigt. Diese Immunveränderungen lassen uns schneller altern und wirken sich auf die Lebensspanne aus.[16]

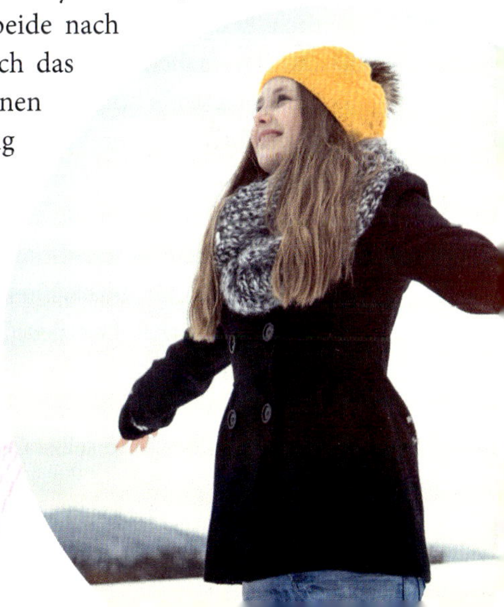

Ursprungsort
besonderer Stoffe

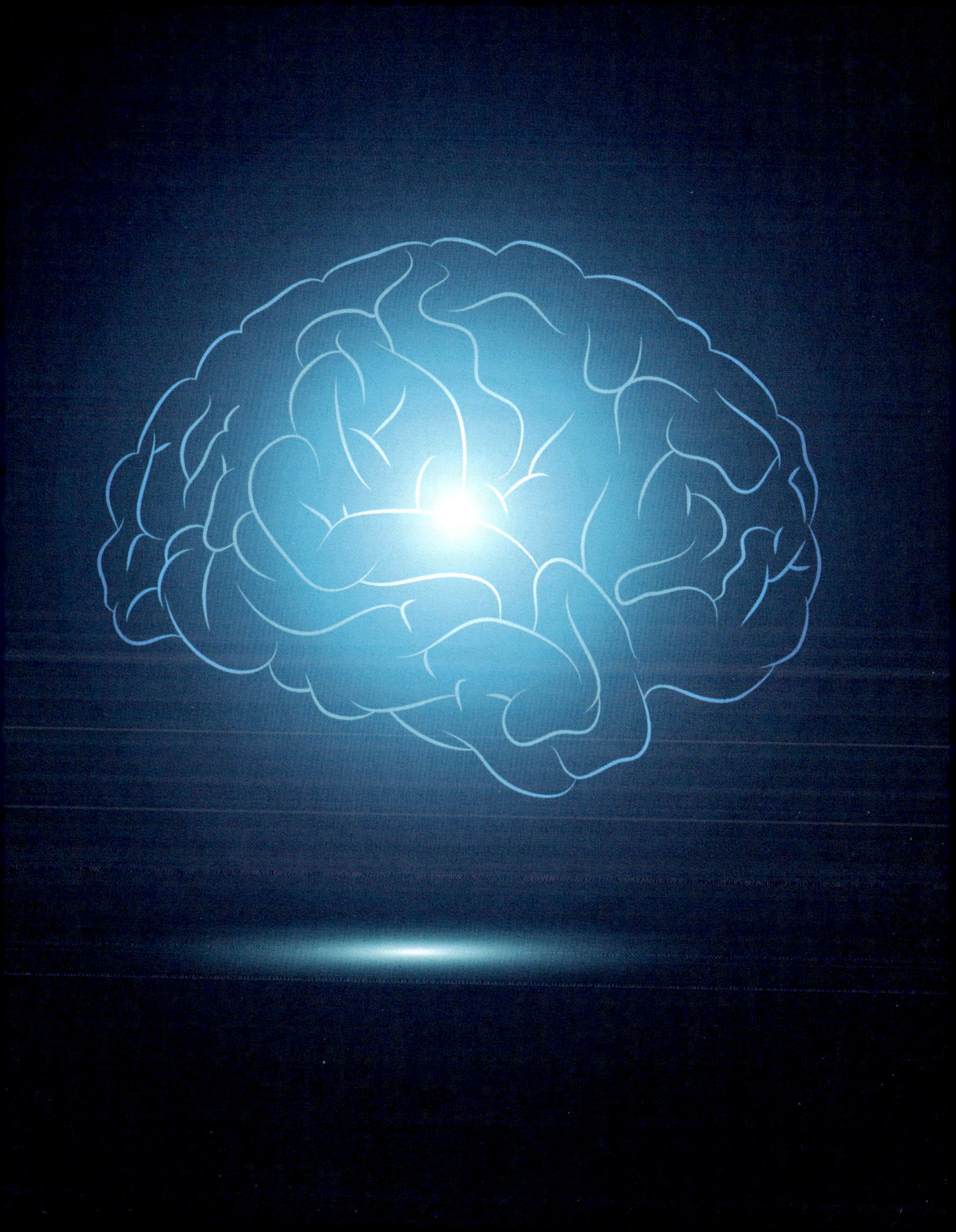

Melatonin, Serotonin, DMT und weitere Stoffe

Die Zirbeldrüse produziert einige spezielle Hormone und schüttet sie in den Blutstrom und die Gehirn-Rückenmarksflüssigkeit (Liquor) aus, von wo aus sie den gesamten Körper erreichen: Melatonin, Serotonin, Noradrenalin und eine Reihe Neuropeptide, deren Wirkungen noch nicht alle bekannt sind. Unter anderem hemmen sie die Aktivität einer Reihe anderer Drüsen zugunsten der Nachtruhe. Hypophyse, Schilddrüse, Nebenschilddrüse, Nebennierenrinde, Nebennierenmark, Eierstöcke, Hoden und die Bauchspeicheldrüse fahren ihre Leistung herunter. Der Organismus insgesamt kommt zur Ruhe. Ein ausgeklügeltes System von Hormonfreisetzung und -hemmung reguliert Aktivität und Ruhe, Energie und Entspannung von Körper, Geist und Seele. Im komplexen System der Hormondrüsen üben die Zirbeldrüse und ihr Schlüsselhormon Melatonin einen maßgebenden Einfluss aus, an dem das Hirnwasser (Liquor) beteiligt ist. Voraussetzung für die Bildung dieser Stoffe ist eine ausreichende Menge der essenziellen Aminosäure L-Tryptophan, die wir mit der Nahrung aufnehmen müssen.

Das Hormonsystem

Unser Hormonsystem ist ein komplexes System, in dem viele verschiedene Drüsen und hormonabsondernde Zellen zusammenwirken. Die von ihnen produzierten Hormone steuern als Botenstoffe ganz unterschiedliche Vorgänge im Körper wie den Stoffwechsel der Zellen, den Elektrolyt- und Wasserhaushalt, den Blutzucker-

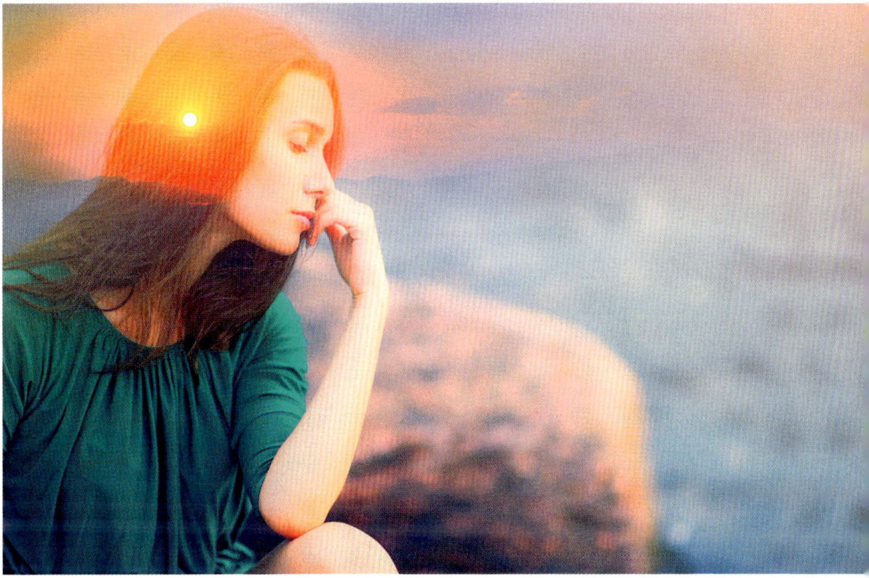

spiegel, den Blutdruck, das Blutvolumen und den Wärmehaushalt, das Wachstum und die körperliche Entwicklung, die Sexualität, die Fruchtbarkeit und die Schwangerschaft sowie den Schlaf-Wach-Rhythmus, den Appetit und den Hunger. Der Hormonhaushalt verläuft über komplexe Regelkreise, die leicht aus dem Takt geraten können. Angesichts der Vielzahl lebenswichtiger Aufgaben, die hier nicht alle aufgelistet werden können, ist klar: Ohne das Hormonsystem funktioniert in unserem Körper nichts. Oder anders ausgedrückt: Hormonstörungen können massive Auswirkungen auf den gesamten Körper haben.

Das Hormonsystem wird auch endokrines System genannt. *Endokrin* bedeutet »absondernd« beziehungsweise »nach innen abgebend«. Endokrine Drüsen produzieren Hormone und geben sie in den Blutstrom ab. Im Kapitel »Schaltstelle des neuroendokrinen Systems« (siehe Seite 33) wird die Verbindung zwischen dem endokrinen System und dem Nervensystem beschrieben. Die Zirbeldrüse ist ein wichtiger Teil des neuroendokrinen Systems und hat daher breitgefächerte Wirkungen im gesamten Körper.

Der Liquor

Die Gehirn-Rückenmarksflüssigkeit (Liquor beziehungsweise Hirnwasser) stellt einen wichtigen Schutz für das Gehirn und das Rückenmark dar. Das Gehirn ist von der klaren Flüssigkeit umspült, es schwimmt sozusagen darin. Dieses Wasserkissen gibt dem Gehirn Auftrieb, verringert sein Gewicht im Schädel und schützt das zentrale Nervensystem vor mechanisch von außen einwirkenden Kräften und Erschütterungen. Bis zu einem gewissen Grad ist das Gehirn auch vor zu großer Sonneneinstrahlung geschützt. Die Liquorflüssigkeit erneuert sich schnell und bildet ein Entgiftungssystem für das Gehirn, das Abbauprodukte aus dem Stoffwechsel der Nervenzellen des zentralen Nervensystems entsorgt.

Untersuchungen legen nahe, dass der Liquor die Nervenzellen mit Nährstoffen versorgt und ein Medium ist, in dem sich Immunzellen durch den Körper bewegen können. Gebildet wird er in vier Hohlräumen, den vier Gehirnventrikeln. Die Zirbeldrüse liegt hinter dem dritten Ventrikel und ist mit dem Liquor verbunden. Da die Zirbeldrüse Melatonin nicht nur in die Blutbahn, sondern auch in den Liquor entlässt, der den Rückenmarkskanal hinabfließt, ist davon auszugehen, dass das Hirnwasser eine zentrale Rolle bei der Weiterleitung dieses wichtigen Hormons spielt.

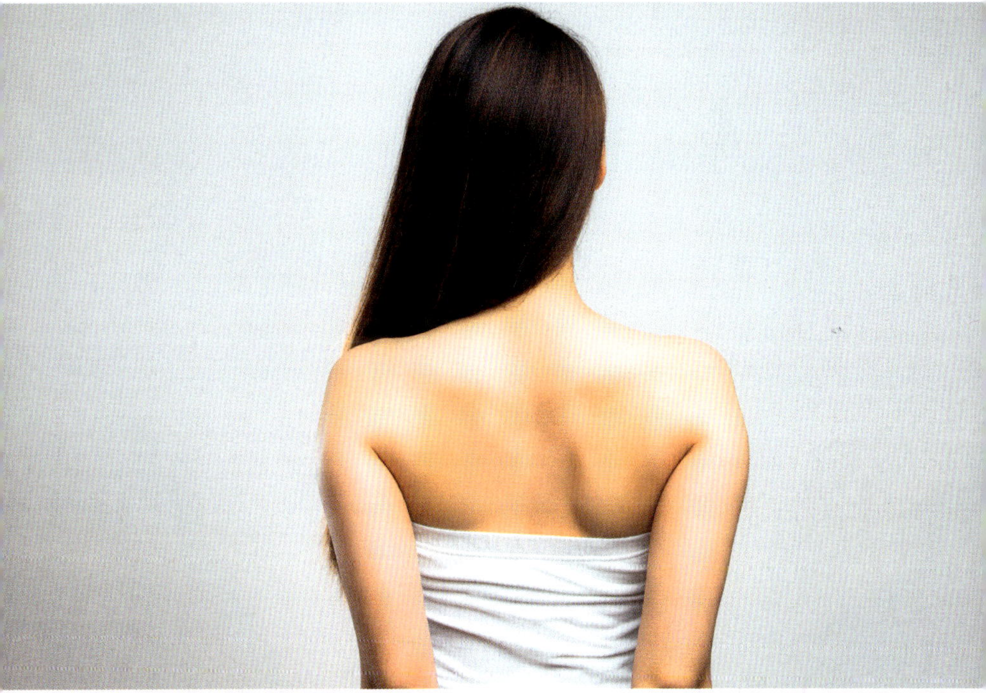

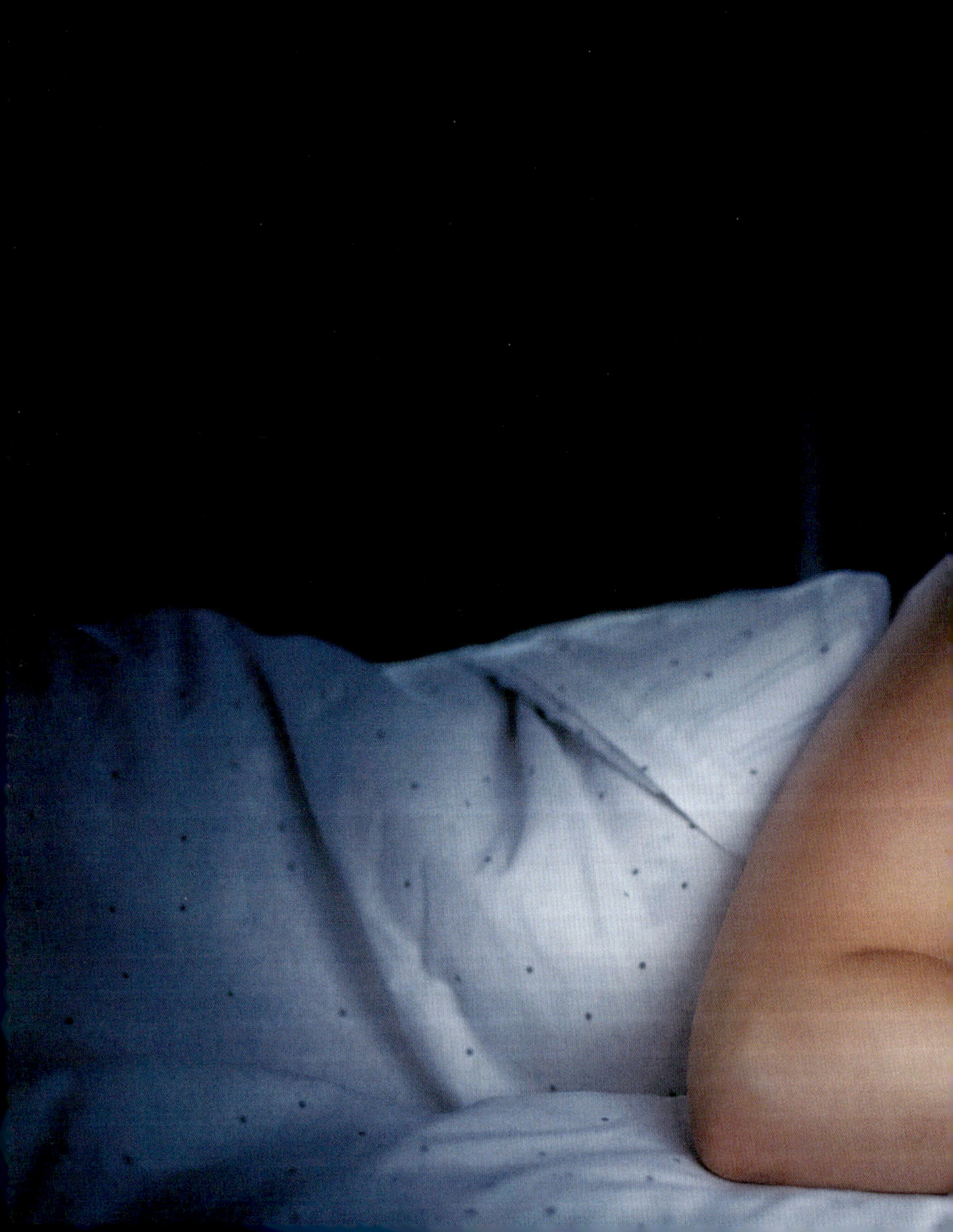

Melatonin – das großartige Hormon

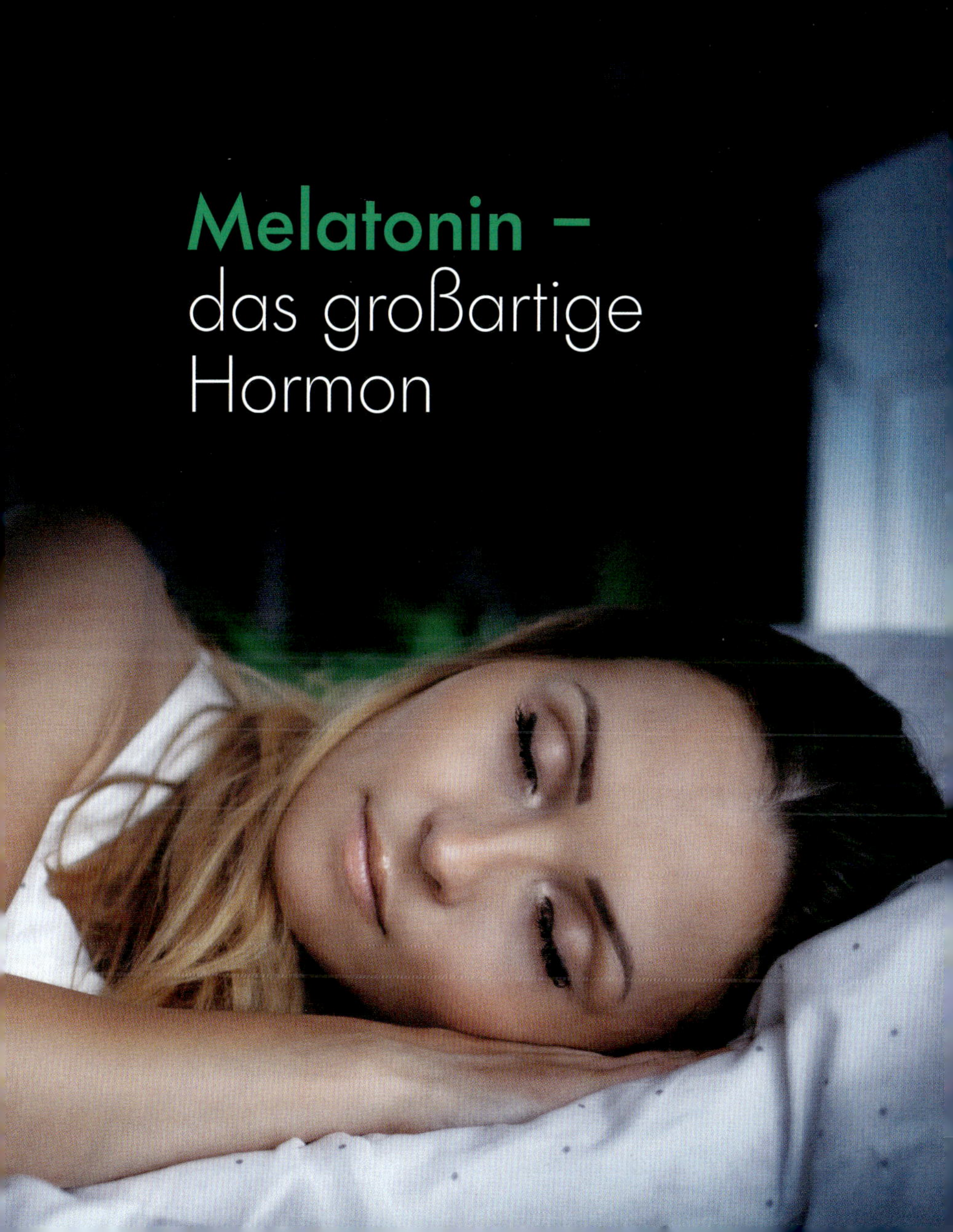

Wenn es dunkel wird, beginnt die Zirbeldrüse Melatonin freizusetzen. Wird es wieder hell, senden die Augen ein Signal an das Hypothalamus-Zirbeldrüsen-System und die Pinealozyten stellen die Melatoninproduktion ein. Stattdessen setzen sie das anregende Glutamat frei, das die Melatoninproduktion herunterfährt. Der Melatoninspiegel im Blut sinkt und wir wachen auf. Etwa ab 21 Uhr – je nach Lichtverhältnissen – steigt der Melatoninspiegel wieder an, erreicht seinen Höhepunkt gegen Mitternacht und beginnt zwischen 3 und 4 Uhr wieder zu sinken. Gegen 7 Uhr ist Aufwachzeit. Die Kurve des individuellen Melatoninspiegels verläuft unterschiedlich und ändert sich je nach Jahreszeit. Der natürliche Rhythmus verläuft mit dem Auf- und Untergang der Sonne.

Glutamat kennen wir in erster Linie als Geschmacksverstärker. Tatsächlich aber wird diese Aminosäure vom menschlichen Körper auch selbst gebildet.

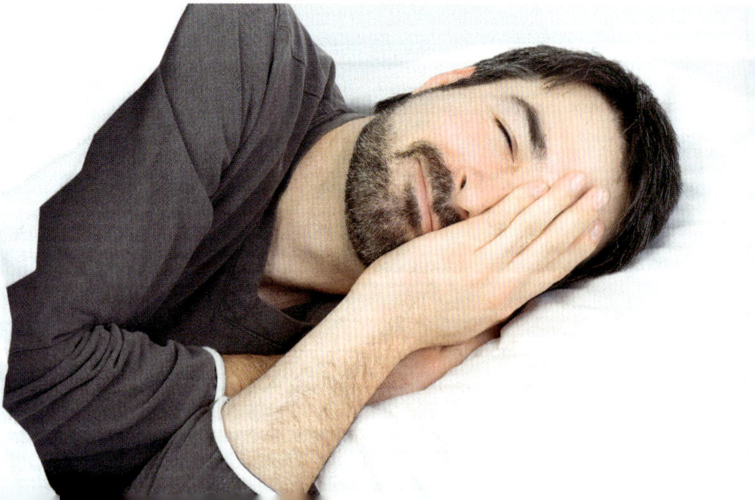

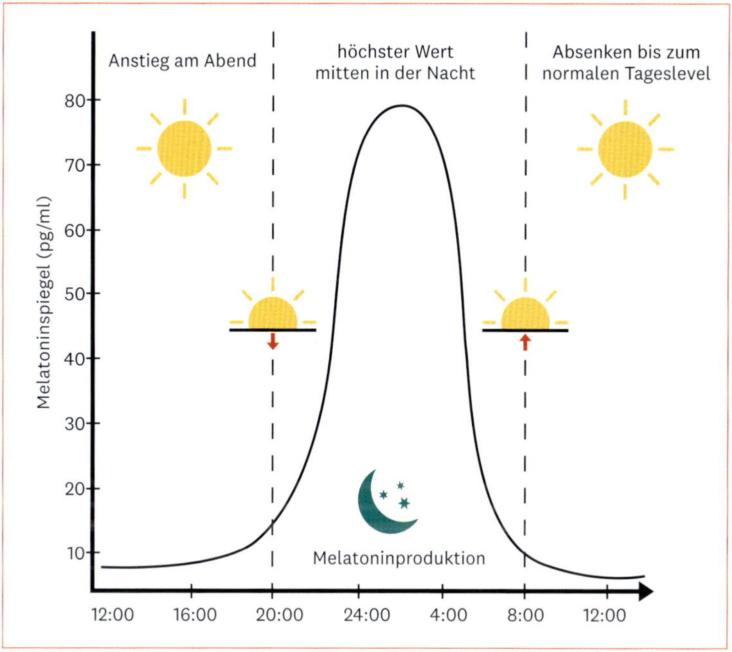

Der Verlauf der Melatoninproduktion während der Nacht

Nachts zirkuliert zehn- bis fünfzehnmal mehr Melatonin im Blut als tagsüber. Wenn wir allerdings nachts das Licht anschalten, lange lesen oder uns mit dem Handy beschäftigen, geht die Menge an Melatonin im Blut auch in der Nacht deutlich zurück. In der Nacht geht es um Entspannen, Regenerieren und Loslassen. Es wird nicht so viel Energie gebraucht wie am Tag und genau das bewirkt der höhere Melatoninspiegel auf ganz natürliche Weise. Im Laufe des Tages werden dann andere Hormone produziert, die uns aktiv machen.

Der rhythmische Wechsel hält uns gesund, lässt uns gut schlafen und regenerieren und verleiht uns Kraft, Präsenz und Motivation. Wer am Tag müde und in der Nacht aktiv ist, hat vermutlich zu wenig Melatonin im Blut.

Das Schlüsselhormon und seine Aufgaben

Melatonin leistet weitaus mehr in unserem Körper als den Schlaf einzuleiten. Die Wirkungen des Hormons sind breit gefächert. Melatonin ist so wichtig, dass es sogar an mehreren Stellen produziert wird:

- in den Mitochondrien
- in den Immunzellen
- im Magen-Darm-Trakt
- in der Retina der Augen
- in der Haut
- im Knochenmark

Die Zirbeldrüse ist Hauptproduzent dieses wichtigen Hormons – nicht mengenmäßig, denn andere Bereiche wie Magen und Darm produzieren viel mehr. Aber nur das Melatonin aus der Zirbeldrüse hat über den Blutstrom und den Liquor Zugang zum gesamten Körper. Das restliche Melatonin wird lokal dort verwendet, wo es produziert wird.

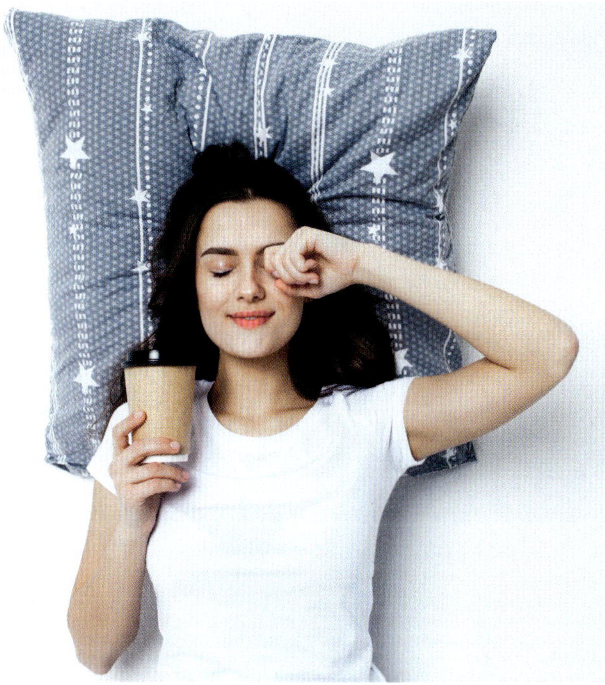

Die Natur hat eine Vielzahl fantastischer Stoffe zu bieten. Sie schützen die Zellen und werden im Stoffwechsel, im Gehirn, in Knochen und Gelenken, in den Geweben, in den Mitochondrien und im Immunsystem gebraucht. Aber nur wenige üben einen so allumfassenden Einfluss aus wie Melatonin, ein Produkt unseres eigenen Körpers. Melatonin ist ein Schlüsselhormon, dem wir oberste Priorität einräumen sollten.

Melatonin

- … steuert den Tag-Nacht-Rhythmus;
- … fördert Schlaf und Schlafqualität;
- … reguliert das Hormonsystem;
- … stimuliert das Immunsystem (natürliche Killerzellen, T-Helferzellen);
- … kann fehlgeleitete Entzündungen verhindern oder reduzieren;
- … ist ein starkes Antioxidans, das den Zellkern und die Mitochondrien schützt;
- … ist unverzichtbar für den Aufbau von eigenem Melatonin in den Mitochondrien;
- … schützt die Zellen des Gehirns vor altersbedingten Mitochondrienschäden und kann neurodegenerative Erkrankungen verlangsamen oder verhindern;
- … beeinflusst den Hippocampus, in dem Lernen, Abspeicherung von Gelerntem und Erinnerung stattfinden;
- … schützt die Leber vor Fettansammlungen durch gesunde Mitochondrien in den Leberzellen;
- … kontrolliert zahlreiche Vorgänge auf Zellebene wie die Produktion wichtiger Moleküle;

- … fördert die Regeneration auf Zellebene;
- … stimuliert die Insulinsekretion in der Bauchspeicheldrüse;
- … erhält eine gesunde Muskulatur, indem es die Energieproduktion in den Mitochondrien unterstützt;
- … ist wichtig für die Gesundheit des Magen-Darm-Trakts;
- … ist wichtig für ein gesundes Herz-Kreislauf-System;
- … begrenzt die Folgen eines Herzinfarkts oder Schlaganfalls;
- … reguliert Stoffwechselvorgänge in verschiedenen Körperbereichen;
- … ist am Knochenwachstum beteiligt;
- … spielt eine Rolle bei neurologischen Vorgängen;
- … stärkt die Lungenfunktion;
- … bildet den MAO-Hemmer Pinolin, der den Abbau der Stimmungs- und Wohlfühlhormone Serotonin, Dopamin, Noradrenalin und DMT verlangsamt;
- … kann Krebs vorbeugen und die Tumorbildung hemmen;
- … zeigt Erfolge bei SARS-CoV-2;
- … kann die Auswirkungen von Strahlung verringern.

Gut schlafen und erfrischt aufwachen mit Melatonin

Der Schlaf ist für den ganzen Menschen, was das Aufziehen für die Uhr.

Arthur Schopenhauer

Schlafstörungen sind zu einer Volkskrankheit geworden. Laut *DAK Gesundheitsreport 2017* schlafen 80 Prozent der Erwerbstätigen in Deutschland schlecht. Immer mehr Menschen haben Ein- und Durchschlafprobleme. Seit 2010 sind Schlafstörungen bei Berufstätigen im Alter zwischen 35 und 65 Jahren um 66 Prozent angestiegen.[18] 1,9 Millionen Menschen in Deutschland nehmen nach Angaben der Deutschen Gesellschaft für Schlafforschung und Schlafmedizin (DGSM) regelmäßig Schlafmittel ein (Stand 2018). Schlafstörungen umfassen eine breite Palette: Rund hundert verschiedene Ursachen und Formen sind bekannt – mit einem ebenfalls breiten Spektrum an Folgen, je länger sie andauern. Schlafmangel schwächt, die körperliche und geistige Leistung sinkt, das Immunsystem verliert an Schlagkraft. Schlafprobleme an 3 von 7 Nächten erhöhen das Risiko für grippale Infekte, Diabetes, Gefäßerkrankungen, Herzinfarkt und Schlaganfall. Weitere Auswirkungen können Magen-Darm-Beschwerden, starkes Übergewicht und sogar Krebs sein. Untersuchungen des Center for Sleep and Circadian Neurobiology an der Universität von Pennsylvania, an dem jedes Jahr mehr als 5000 Studien durchgeführt werden, ergaben, dass bereits kleinste Störungen beim Einschlafen oder während des Schlafes das

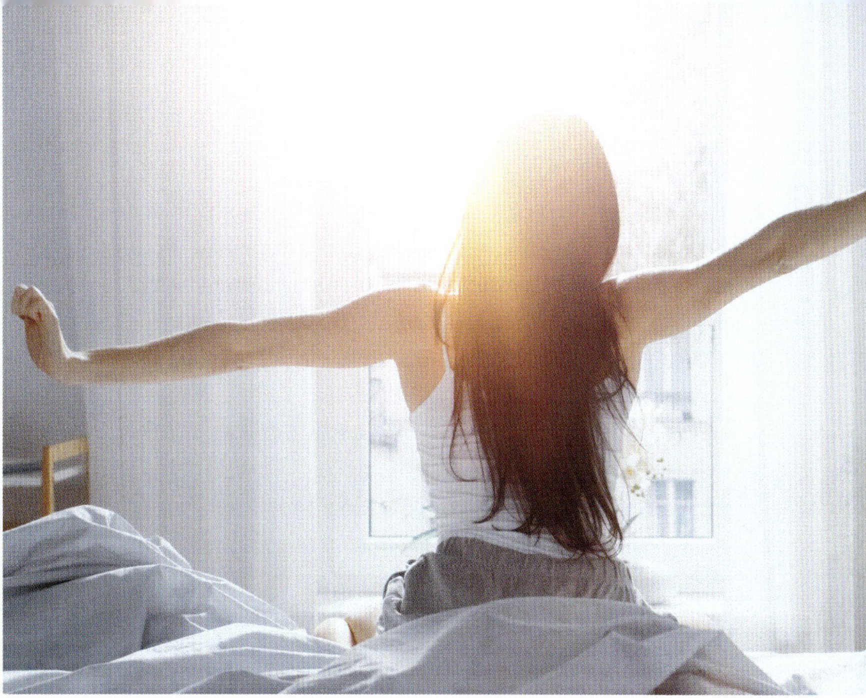

Krankheitsrisiko deutlich erhöhen können. Melatonin reguliert den Schlaf-Wach-Zyklus und kann ihn in seine normale Rhythmik zurückbringen. Es wird nachts ausgeschüttet, wenn es dunkel wird, und je dunkler es ist, desto mehr kann die Zirbeldrüse produzieren. Licht am Abend vor dem Einschlafen und in der Nacht bringt den zirkadianen Rhythmus durcheinander und beeinträchtigt den Schlaf.[19,20]

Schlaf und Regeneration sind untrennbar miteinander verbunden und die Qualität von beidem hängt von der Gesundheit der Zirbeldrüse ab. Doch dieses so unglaublich wichtige Organ ist bei vielen Menschen nicht mehr voll funktionsfähig. Umweltgifte wie

Fluor, Quecksilber, Aluminium, Pestizide, EMF (elektromagnetische Felder von WLAN, Handy oder Bluetooth), blaues Licht von Bildschirmen und Handys, Luftverschmutzung, Ernährungsgifte wie Zusatzstoffe, synthetisches Calcium, Sonnenmangel und chronischer Stress schaden der Zirbeldrüse und lassen sie verkalken.

Dann gibt es nur eines: Melatonin einnehmen und weitere Maßnahmen treffen, die der Zirbeldrüse helfen, wieder aktiver zu arbeiten. In der medizinischen Forschung ist inzwischen eindeutig belegt, dass Melatoningaben helfen.[21,22] Und ganz abgesehen von der Wissenschaft: Immer mehr Menschen greifen zu Melatonin und berichten von guten Erfahrungen. Bei manchen verstärken sich die Träume, und einige berichten von einer geschärften Wahrnehmung und Intuition – einer »Öffnung des Dritten Auges«.

Freie Radikale haben keine Chance

Freie Radikale sind eine immerwährende Gefahr für unsere Zellen. Sie kommen nicht nur aus der Umwelt auf uns zu, sondern werden ganz natürlich als Abfallprodukte von Stoffwechselprozessen in den Zellen gebildet. Ist genügend Melatonin im Körper vorhanden, haben freie Radikale kaum Chancen, Schäden anzurichten, denn das Hormon zählt zu den Spitzenreitern unter den Antioxidantien. Melatonin ist in allen Zellbereichen wirksam, sowohl in den fetthaltigen wie der Zellmembran als auch in den wässrigen Anteilen. Das können nur wenige Antioxidantien. Melatonin erreicht deshalb sämtliche Körperzellen binnen Minuten und signalisiert, dass es Zeit zum Schlafen ist. Während des Tages sinkt die Melatoninproduktion in der Zirbeldrüse. Das dann noch benötigte Melatonin wird hauptsächlich vom Darm hergestellt.[23,24] Ein weiteres Mal zeigt sich, wie wichtig ein gesunder Darm ist: angefangen von der Nährstoffaufnahme über die Immunfunktion, den Einfluss auf das Gehirn und die Stimmung bis hin zur Produktion von Melatonin.

Melatonin erneuert die hochwirksamen Radikalfänger Glutathion, Glutathiontransferase und Glutathionperoxidase. Alle Zellen brauchen Glutathion und im Normalfall sind davon in jeder Zelle große Mengen zum Schutz und für die Entgiftung vorhanden. Glutathion wird aus den drei Aminosäuren Glutaminsäure, Cystein und Glycin gebildet, und zwar in dem Umfang, in dem der Aminosäurenhaushalt diese Aminosäuren bereitstellt. Wichtig sind auch die beiden anderen Glutathionvarianten Glutathiontransferase und Glutathionperoxidase. Glutathiontransferasen sind Enzyme, die die Bindung von Glutathion an toxische Stoffe und damit die Entgiftung unterstützen, während Glutathionper-

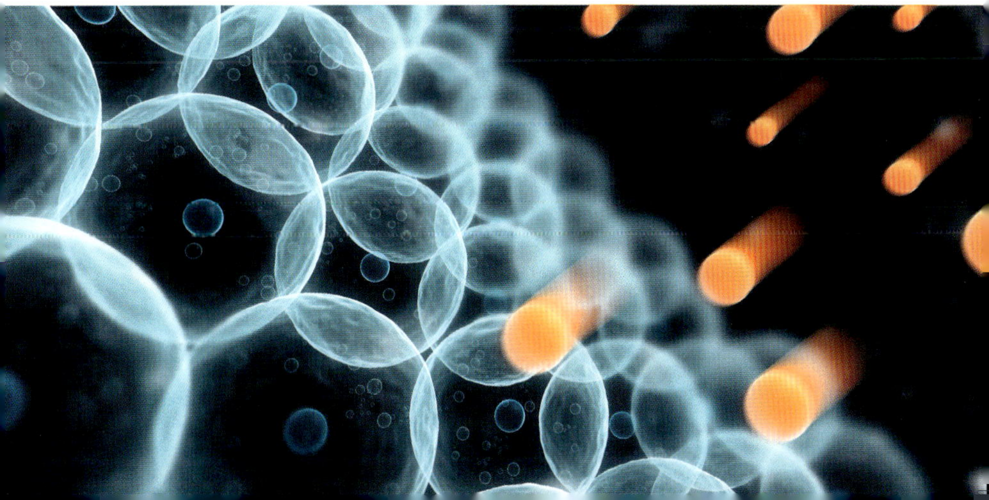

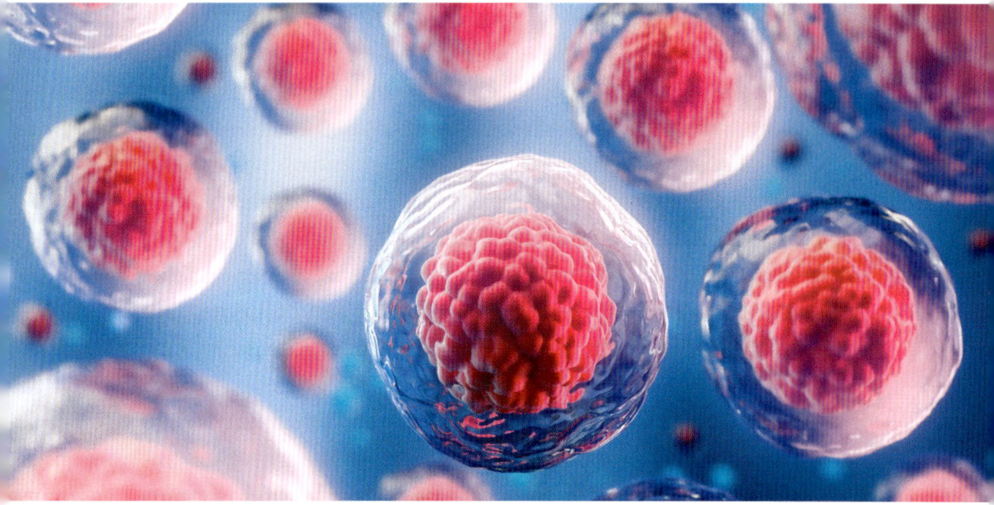

oxidasen einen Teil der zelleigenen Abwehr gegen freie Radikale bilden.[25] Nicht nur Menschen, auch Pflanzen und Tiere produzieren Melatonin, um sich vor freien Radikalen zu schützen.[26]

Die Natur stellt uns viele Antioxidantien zur Verfügung. Sie sind vor allem in Obst, Gemüse, Sprossen, Wildpflanzen wie Löwenzahn, Ölsaaten und Nüssen, aber auch in Kaffee, Kakao und Schokolade enthalten. Sie alle helfen, die tägliche Flut an instabilen Molekülen zu entschärfen. Melatonin ist jedoch ein nicht spezialisiertes, überall wirkendes Antioxidans, das außerdem weitere starke Radikalfänger aktiviert. Die Zellen bekommen damit einen umfassenden Schutz, bevor Zellzerstörung und Zellentartung geschehen können, was nicht nur die Gesundheit und Jugendlichkeit erhält, sondern auch Krebs vorbeugt und sich auf eine Krebsbehandlung positiv auswirkt.

Melatoninsulfat schützt die Zellen

Eine gesunde Zirbeldrüse schützt sich selbst – durch Melatonin und die Produkte, die aus der Umwandlung des Hormons entstehen. Dazu zählt Melatoninsulfat – vorausgesetzt es ist genügend Melatonin vorhanden. Melatoninsulfat ist ein wichtiges Zwischenprodukt des Melatoninstoffwechsels. Es entsteht, wenn zirkulierendes Melatonin in der Leber zu 6-OHM (6-Hydroxymelatonin) und dann zu 6-SMT (6-Sulfatoxymelatonin) umgewandelt und schließlich über den Urin ausgeschieden wird. Da die Konzentration von 6-SMT im Urin die Gesamtmenge an Melatonin im Blut gut wiedergibt, kann Melatonin auch über den Urin bestimmt werden.

Forschungen der Biophysikerin Dr. Stephanie Seneff vom MIT Computer Science and Artificial Intelligence Laboratory belegen, dass Aluminium und Glyphosat wichtige Enzyme des Melatoninstoffwechsels wie Melatoninsulfat blockieren. Glyphosat verhindert außerdem die Bildung von Tryptophan in Pflanzen und Mikroben, das für die Darmflora wichtig ist. Da Tryptophan die Grundlage für alle Tryptamine wie Serotonin, Melatonin und DMT ist, bekommen wir nicht genügend von dieser ohnehin lebenswichtigen Aminosäure. Dr. Seneff macht deutlich, dass am Beginn neurologischer Erkrankungen wie Alzheimer, Demenzen, Parkinson und der Entwicklung von Autismus bei Kindern übereinstimmend ein Mangel an Melatoninsulfat steht.[27]

Die Wunderwaffe für Mitochondrien und mehr Energie

Lachen, weinen, laufen, reden, verdauen … jede unserer noch so kleinen Lebensäußerungen braucht Energie, die als ATP (Adenosintriphosphat) in den Kraftwerken der Zellen, den Mitochondrien, produziert wird. Alles, was in unserem Körper geschieht, vom Stoffwechsel über die Gehirntätigkeit und das Herz-Kreislauf-System bis hin zu Regeneration und Heilung braucht Brennstoff, der uns als ATP zur Verfügung steht. Gesunde Mitochondrien sind voller Energie, aber eine Vielzahl von Einflüssen wie Fehlernährung, Giftstoffe, Krankheiten, Stressfolgen und mehr lassen ihre Leistung sinken.

Die Entdeckung, dass die Mitochondrien selbst auch Melatonin produzieren, ist daher fundamental.[28] Sie geben das Hormon nicht ins Blut ab, sondern nutzen es für Aufgaben innerhalb der Zelle. Um Melatonin herstellen zu können, brauchen die Mitochondrien allerdings Melatonin von der Zirbeldrüse. Damit kommt diesem winzigen Organ auch auf der grundlegenden Ebene der Zellen eine enorme Bedeutung zu. Eine verkümmerte Zirbeldrüse kann das nötige Melatonin nicht liefern, was zu Organschäden, Energieabfall und Tumorbildung führen kann. In einer 2007 in *Frontiers in Bioscience* veröffentlichten Studie kamen die Forscher zu dem Ergebnis, dass die meisten positiven Wirkungen, die bei Melatoningaben beobachtet werden, auf die Wirkung des Hormons in den Mitochondrien zurückzuführen sind.[29]

Melatonin – Anti-Aging durch gesunde Mitochondrien

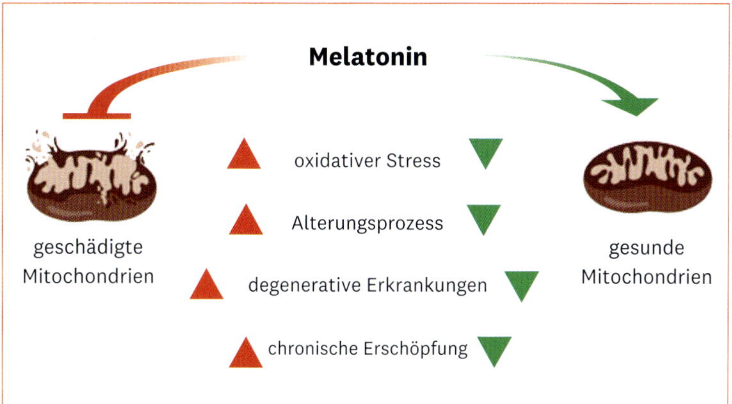

Die Rolle von Melatonin für gesunde Mitochondrien

Was hält uns gesund und jugendlich fit? Was lässt uns altern und schwächer werden? Nicht alles ist einfach der Lauf der Zeit, denn Altern beginnt in den Zellen, den kleinsten Bausteinen unseres Körpers. Was könnte also wichtiger sein als den Zellen alles zu geben, was sie brauchen? Nährstoffe, Sauerstoff, Schutz … Wenn die Kraft der Mitochondrien nachlässt, beginnen wir zu altern. Das Immunsystem wird schwächer und das Risiko steigt, neurodegenerative Erkrankungen, Diabetes, Organversagen, körperliche und geistige Erschöpfung, Leistungsabfall und vieles mehr zu entwickeln. Das muss nicht sein, und es ist möglich, langsam, gesund und voller Lebenskraft alt zu werden, vorausgesetzt der Melatoninspiegel ist innerhalb des 24-Stunden-Rhythmus jeweils hoch genug. Eine 2017 veröffentlichte bahnbrechende Studie lieferte neben dem generellen antioxidativen Schutz noch einen weiteren Grund: Melatonin schützt die innere Membran der Mitochondrien vor einer Zerstörung durch MPTP (1-Methyl-4-phenyl-1,2,3,6-tetrahydropyridin), einem Neurotoxin, dessen giftige Wirkungen im Gehirn bereits bei Parkinsonpatienten entdeckt wurden. CNPase, ein Enzym, das die Mitochondrien vor MPTP schützt, wird mit den Jahren deutlich weniger gebildet, wodurch die Mitochondrien bis zu 70 Prozent ihrer Leistungsfähigkeit einbüßen.[30, 31]

Länger leben mit Melatonin

Wie lange ein Mensch lebt, hängt von vielen Faktoren ab. Es wäre also sicher zu einfach, ein Mittel zum allumfassenden Jungbrunnen zu erklären. Grundsätzlich wirken sich alle Substanzen, die Zellen und Mitochondrien schützen und die Zellaktivität unterstützen, günstig auf die Lebensspanne aus. Auch der Stresslevel hat einen entscheidenden Anteil an Alterung und Lebenslänge.

In vielen Studien wurde nachgewiesen, dass Melatonin Zellen und Mitochondrien sehr effektiv schützt und für wichtige zellinterne Abläufe notwendig ist. Bei diesen Abläufen haben Sirtuine entscheidende Aufgaben. Unter dem Namen »Sirtuine« wird eine Gruppe spezieller Enzyme zusammengefasst, die an wichtigen Kontroll- und Regulationsprozessen beteiligt sind. Das Langlebigkeitsgen SIRT1, das die Produktion zahlreicher Selbstheilungsgene anregt, ist eines aus dieser Gruppe. Sirtuine kommen in allen Lebewesen vor, beim Menschen wurden bisher sieben Typen gefunden. Lange Zeit ging man davon aus, dass Sirtuine nur durch Kalorienrestriktion angeregt werden,[32] aber längere Fastenperioden wie beim Intervallfasten sind nur ein Weg. Inzwischen ist bekannt, dass auch Melatonin Sirtuine aktiviert.[33, 34, 35]

Die Aufgaben der Sirtuine lassen sich in zwei große Bereiche einteilen: Sie verlangsamen das Altern der Zellen und sie sind wichtige Regulatoren im Stoffwechsel. Ähnlich wie Resveratrol und Melatonin verringern Sirtuine oxidativen Stress in den Zellen und verlängern ihre Lebensspanne. Langsamer alternde Zellen müssen weniger häufig ersetzt werden, was sich günstig auf die Länge der Telomere auswirkt. Telomere sind die Enden an den Chromosomen des Erbgutes. Sie dienen als Schutzkappe und werden bei jeder Zellteilung etwas kürzer. Alles, was die Telomere erhält, verlängert das Leben der Zellen und damit auch des Menschen. Sirtuine sind außerdem wichtig für die Überlebensfähigkeit der Zellen unter ungünstigen Bedingungen, zum Beispiel wenn die Zellen nicht genügend Nährstoffe oder Sauerstoff zur Verfügung haben, oder wenn

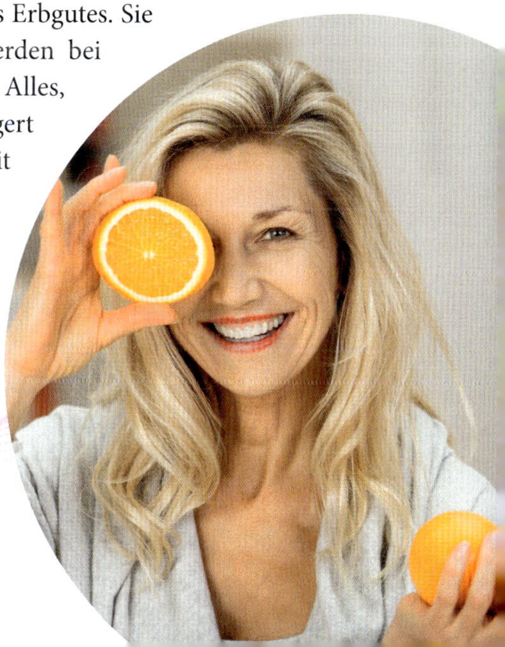

sie einer Überhitzung ausgesetzt sind. Sirtuine regen die Produktion von Proteinen im Zellkern an, die einen Mangelzustand vorübergehend ausgleichen können oder vor Hitze schützen.

Melatonin für das Immunsystem, bei Autoimmunerkrankungen und gegen Entzündungen

Immunis bedeutet »frei von Krankheit«. Unser Immunsystem ist ein Wunderwerk an komplexen, ineinandergreifenden Vorgängen, die auf unterschiedliche Weise Bakterien, Viren und andere Mikroben bekämpfen, Wunden heilen und uns vor Krankheiten wie Krebs und Autoimmunerkrankungen wie Diabetes[36] bewahren können. Voraussetzung ist eine gesunde Immunabwehr mit kraftvollen, jedoch nicht überschießenden Reaktionen. Vereinfacht ausgedrückt hat das Immunsystem zwei Wege, um gegen Infektionen vorzugehen:

- Immunfaktoren, die Entzündungen auslösen
- Immunfaktoren, die Entzündungen bekämpfen

Melatonin reguliert beide Arten und unterstützt das Immunsystem dabei, eine optimale Reaktion zu entwickeln. Außerdem schützt Melatonin die Immunzellen vor oxidativen Schäden, die das Immunsystem schwächen würden.

Eine 2020 in *Current Aging Science* veröffentlichte Studie zeigte, dass Melatonin die Immunfunktion bei einer Reihe Erkrankungen teilweise oder vollständig wiederherstellen kann. Das ist bei

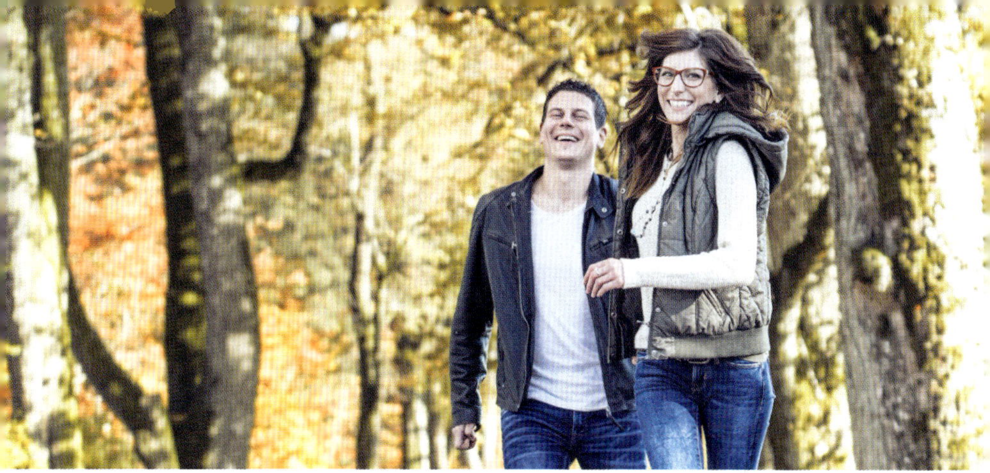

Autoimmunerkrankungen und vielen anderen Beschwerden der Fall, die durch eine fehlgeleitete Immunfunktion entstehen, einschließlich der im Alter schwächer werdenden Immunabwehr selbst.[37] Zahlreiche Studien, die in den vergangenen 40 Jahren durchgeführt worden sind, kamen zum gleichen Ergebnis.[38] Zirbeldrüse und Immunsystem sind verbunden und tauschen Informationen aus. So senden aktivierte Immunzellen zum Beispiel Informationen aus, die die Zirbeldrüse aufnimmt und als Signal nutzt, um ihre weitere Funktion zu justieren.[39]

Wenn hier von Entzündungen die Rede ist, sind nicht diejenigen gemeint, die zum Beispiel auf der Haut nach einer Verletzung entstehen, sondern versteckte Entzündungen. Sie können überall im Körper auftreten und werden oft lange Zeit nicht erkannt. Dabei handelt es sich häufig um *Silent Inflammations*, stille Entzündungen, die sich lange Zeit nicht bemerkbar machen, aber im Körper große Schäden anrichten können. Studien zeigen, dass Melatonin Entzündungen verhindern kann.[40] Melatonin verringert überschießende Immunreaktionen, die Entzündungen auslösen, und stärkt das Immunsystem bei Patienten mit geschwächtem Immunsystem. Je nach Situation kann Melatonin Immunzellen aktivieren oder unterdrücken. Im Fall eines Zytokinsturms, einer potenziell lebensgefährlichen Entgleisung des Immunsystems, mit seinen heftigen Entzündungsreaktionen kann das Leben retten.[41] Je nach Höhe der Gabe kann Melatonin sowohl Reaktionen der TH1- wie auch der TH2-Immunzellen hervorrufen und so entzündungshemmende Wirkungen (TH2) und entzündungsfördernde Immunzellen (TH1) aktivieren.[42]

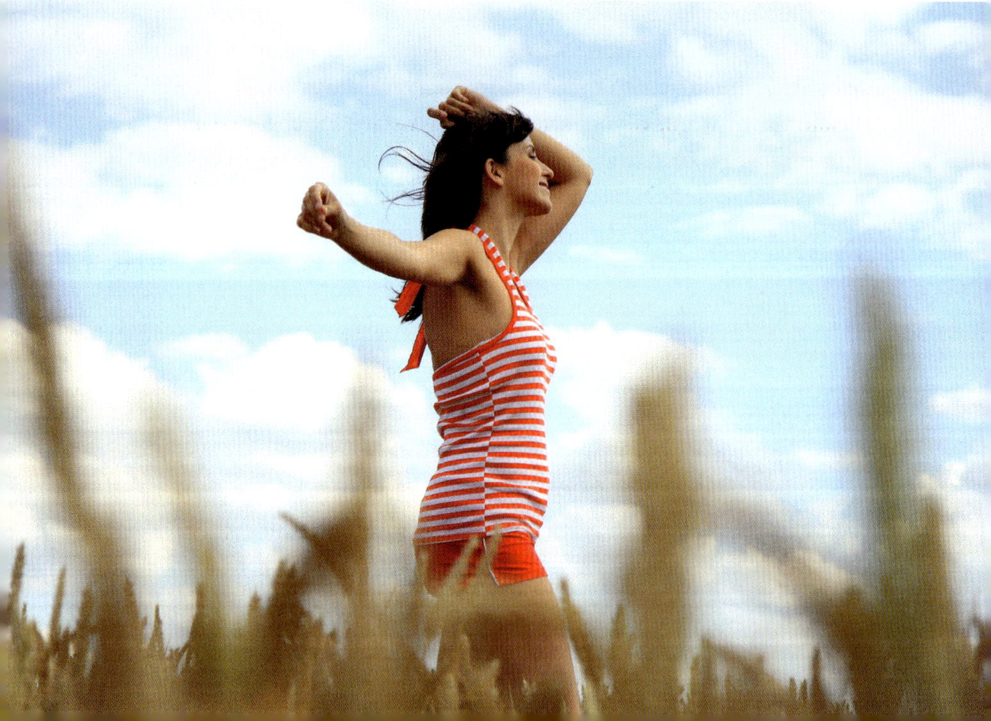

Melatonin zur Vorbeugung und Behandlung von Diabetes Typ 2

2020 wurde eine Übersichtsstudie zu den Wirkungen von Melatonin bei Diabetes und den dabei auftretenden Komplikationen veröffentlicht.[43] Da die gängigen pharmazeutischen Mittel Nebenwirkungen haben, zu denen auch Nieren- und Leberschäden sowie Magen-Darm-Beschwerden zählen, ist es sehr wichtig, neue Behandlungsmöglichkeiten zu finden, erklären die Forscher. Melatonin, so ihr Fazit, hat antidiabetische Eigenschaften, indem es verschiedene Zellfunktionen reguliert. Untersuchungen mit Menschen und Tieren haben gezeigt, dass sich Melatonin günstig auf den Blutzucker auswirkt. Tiere, denen die Zirbeldrüse entfernt wurde, entwickelten Glukoseintoleranz und Insulinresistenz. Wurde Melatonin gegeben, verbesserte sich ihr Zustand.[44,45] Typ-2-Diabetiker produzieren nachts weniger Melatonin als Gesunde. Während einer aufschlussreichen 3-Monatsstudie erhielten die Teilnehmer mit Diabetes 6 Milligramm Melatonin, worauf sich ihre Blutzuckerwerte verbesserten.[46]

Zellschädigungen (Oxidativer Stress) spielen eine wichtige Rolle bei der Entwicklung von zusätzlichen Beschwerden bei Diabetikern. Melatonin hat eine stark antioxidative Wirkung, die auch die insulinproduzierenden Zellen der Bauchspeicheldrüse schützt.[47,48] Insgesamt ist Melatonin als vielversprechendes Mittel zur Behandlung von Diabetes anzusehen, da es die Insulinsensitivität erhöht und die Glukoseintoleranz sowie den Nüchternblutzucker senkt.[49]

Diabetes kann das Herz schädigen. Im Versuch mit diabetischen Ratten schützte Melatonin die Zellen vor Oxidation und speziell vor der Oxidation der Zellmembranfette (Lipidperoxidation).[50] Auch die Marker, die den Tod von Herzzellen anzeigen, gingen zurück und die Mitochondrien blieben gesund.[51]

Eine weitere Folgeerkrankung von Diabetes ist die diabetische Retinopathie, bei der die Netzhaut durch den hohen Blutzucker geschädigt wird. Sie ist eine der weltweit häufigsten Ursachen für schlechteres Sehen und führt in schweren Fällen sogar zum Erblinden. Im Tierversuch mit prädiabetischen Ratten erhöhte Melatonin das erwünschte HDL-Cholesterin und der Fruktosaminwert sowie der Nüchternblutzucker sanken.[52] Bei den Gefäßveränderungen in der Retina[53] und den Folgeerscheinungen im Gehirn, die die kognitive Leistung beeinträchtigen,[54] zeigten sich ebenfalls Verbesserungen, genauso wie bei Depressionen[55], Nervenerkrankungen (Neuropathie)[56], Nierenerkrankungen[57,58] und schlechter Wundheilung.[59]

Melatonin für den Stoffwechsel und gute Cholesterinwerte

Der so einfach klingende Begriff »Stoffwechsel« beschreibt eine Vielzahl an biochemischen Abläufen in unserem Körper, durch die Energie für alle lebenswichtigen Vorgänge gewonnen wird. Vereinfacht ausgedrückt wird die Nahrung aufgespalten und zu Stoffen umgebaut, die der Körper braucht. Die Verdauung ist Voraussetzung für die Stoffwechselvorgänge, denn der Darm kann Nährstoffe nur aufnehmen, wenn sie vorher zerlegt wurden. Wichtig sind Hor-

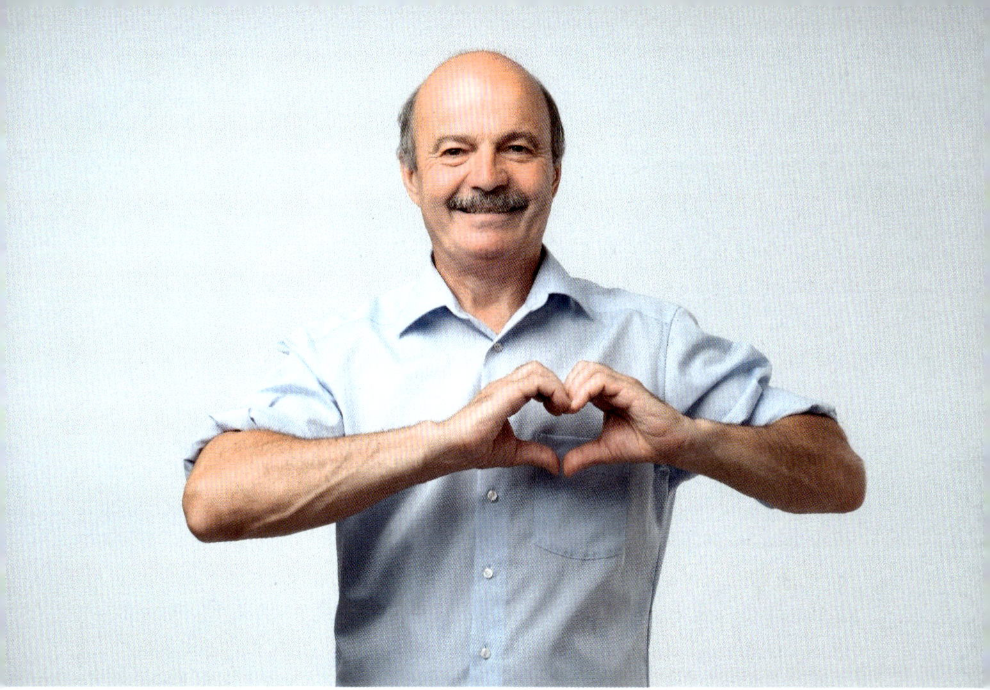

mone und Enzyme, denn der Stoffwechsel wird im Wesentlichen durch das Hormon- und Nervensystem gesteuert. Es gibt verschiedene Stoffwechselarten: den Kohlenhydratstoffwechsel, den Eiweißstoffwechsel, den Fettstoffwechsel und den Mineralstoffwechsel, von denen jeder ein eigener Regelkreis ist. Zwei große Phasen im Stoffwechsel bestimmten außerdem darüber, was mit den Nährstoffen geschieht: der anabole und der katabole Stoffwechsel. Der an abole Stoffwechsel nutzt die Nährstoffe, um Substanz aufzubauen, zum Beispiel Muskeln, Gewebe, Immunzellen usw. Im katabolen Stoffwechsel wird Körpersubstanz abgebaut, um Energie bereitzustellen und den Organismus zu entgiften.

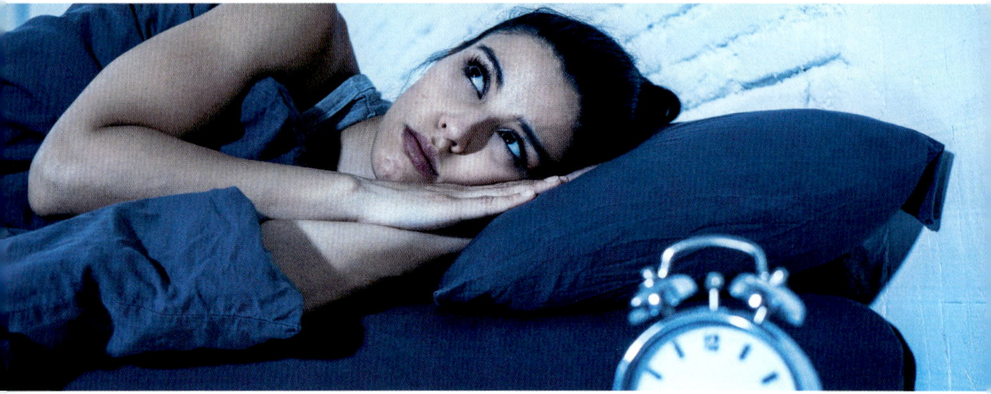

Melatonin hat eine Schlüsselrolle im Kohlenhydratstoffwechsel und im Energiehaushalt. Studien haben gezeigt, dass ein gestörter Tag-Nacht-Rhythmus, Schlafprobleme, Schichtarbeit und häufiger Jetlag die Wahrscheinlichkeit erhöhen, eine Insulinresistenz zu entwickeln und an Diabetes Typ 2 zu erkranken. Insulin wird während des Tages freigesetzt, wenn der Melatoninspiegel niedrig ist, und zwar zu den drei Hauptmahlzeiten. Es ist also nicht unwichtig, wann wir essen.[60] Unregelmäßige Mahlzeiten und schlechte Lebensgewohnheiten fördern außerdem die Gewichtszunahme. In der Forschung wird dieser Effekt als »Circadianes Syndrom« bezeichnet.[61]

Melatoningaben verbesserten den LDL-Cholesterin-Wert und erhöhten die Menge an günstigen Fettsäuren während einer In-vitro-Studie mit Eizellen. Die Mitochondrien wurden aktiver und bildeten mehr ATP. Darüber hinaus verbesserten sich die mRNA-Genexpression, die unter anderem für die Speicherung ungenutzter Nahrungsenergie (Lipogenese) und die Spaltung von Fetten durch Enzyme (Lipolyse) verantwortlich ist, sowie noch weitere wichtige Marker im Fettstoffwechsel. Insgesamt kamen die Forscher zu dem Ergebnis, dass Melatonin den Fettstoffwechsel fördert und damit die Reifung der Eizelle und die Reifung des Ungeborenen unterstützt.[62] Auch wenn diese Studie wie viele andere keine Humanstudie ist, dürfen die Ergebnisse nicht gering geschätzt werden. Die Untersuchungen zeigen biologische Reaktionen, die aussichtsreiche Perspektiven für den Menschen eröffnen.

Melatonin im Magen-Darm-Trakt, bei Sodbrennen, Gastritis und Reizdarm

Der Magen-Darm-Trakt mit all seinen zahlreichen Funktionen hat noch eine Besonderheit zu bieten: Er produziert seine eigenen Neurotransmitter, und zwar in viel größeren Mengen, als das im Gehirn der Fall ist. Melatonin ist nicht nur ein Hormon, sondern wirkt auch als Neurotransmitter, und zwar unter anderem im Magen-Darm-Trakt, der große Mengen davon herstellt.

Darm und Gehirn sind über die Darm-Hirn-Achse verbunden, was die Frage aufwirft, in welcher Form Ernährung und Verdauung Einfluss auf die Stimmung und das Verhalten nehmen. Tatsächlich zirkuliert im Magen-Darm-Trakt zehn- bis hundertmal mehr Melatonin als die Menge, die die Zirbeldrüse produziert. Wie viel Melatonin im Darm produziert wird, hängt von der Ernährung ab. Dieses Melatonin wird aber im Wesentlichen im Magen-Darm-

Trakt selbst verwendet, ohne das im Blut zirkulierende Melatonin zu erhöhen. Während das Melatonin aus der Zirbeldrüse direkt in den Blutstrom ausgeschüttet wird, geht das Melatonin aus dem Magen-Darm-Trakt in das Pfortadersystem (venöser Blutkreislauf) über, wo es zuerst durch die Leber fließt.

Welche Aufgaben erfüllt Melatonin im Magen-Darm-Trakt? Fest steht, dass Melatonin für eine gute Verdauung gebraucht wird. Lebenswichtig ist auch, dass Melatonin die Durchblutung der Darmschleimhaut verstärkt und die Zellen im Magen-Darm-Trakt schützt. Es reguliert die Magensäureproduktion und kurbelt die verdauungsfördernden Darmbewegungen an. Diese und weitere Forschungsergebnisse zeigen, dass bei Störungen wie Sodbrennen, Reflux, Reizdarm, Gastritis und Magengeschwüren zu wenig Melatonin vorhanden ist.[63,64,65]

Das Reizdarmsyndrom ist zur Volkskrankheit geworden. Der Zustand ist unangenehm, oft schmerzhaft, verbunden mit Bauchkrämpfen, Blähungen, Durchfall oder Verstopfung und Übelkeit. Der Darm reagiert »gereizt« auf viele Nahrungsmittel, aber auch auf Eindrücke, Stimmungen und Stress. Die Ursachen sind nicht eindeutig geklärt, die Beschwerden oft diffus. Auslöser kann eine defekte Darmwand sein wie beim Leaky Gut, dem krankhaft durchlässigen Darm. Möglich ist auch eine Überreaktion des Darmimmunsystems, zum Beispiel wenn Mastzellen und endokrine Zellen die Zellen im Darm reizen und eine Überempfindlichkeit der Schleimhaut hervorrufen. Die gereizte Schleimhaut schüttet zu viele Neurotransmitter aus, wie Histamin, Serotonin und proteinspaltende Enzyme (Proteasen), die das Gleichgewicht

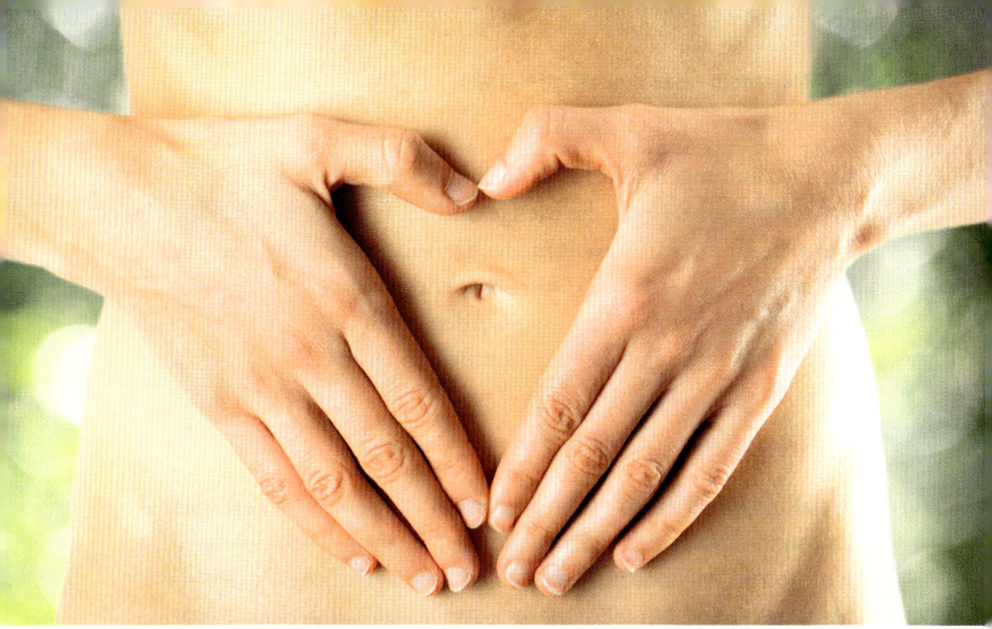

des Darms durcheinanderbringen. Die Folge sind Entzündungen, die das Geschehen verschlimmern. Melatonin kann die Symptome des Reizdarmsyndroms lindern.

Darm, Schlaf und Melatonin

Chronobiologische Untersuchungen zeigen: Darm und Schlaf hängen zusammen. Wer zu wenig schläft, schwächt sein Immunsystem, das sich zum größten Teil im Darm befindet. 2019 widmeten sich portugiesische Forscher der Frage, ob bestimmte Immunzellen (ILC3-Zellen) vom Tag-Nacht-Rhythmus beeinflusst werden. Es zeigte sich, dass sich bei einem gestörten Rhythmus weniger ILC3-Zellen im Darm finden. Die Versuchstiere waren anfälliger

eine Reihe unterschiedlicher Augenerkrankungen, bei denen der erhöhte Augeninnendruck oft mit einem niedrigen Blutdruck verbunden ist. Oxidativer Stress kann zusätzlich dazu führen, dass die Fotorezeptoren Schaden nehmen. Melatonin kann die Rezeptoren vor freien Radikalen schützen und ist außerdem in der Lage, den Augeninnendruck zu senken.[69]

Grauer Star (Katarakt)

Immer mehr Menschen entwickeln einen Katarakt oder grauen Star, bei dem sich die Linse zunehmend stärker eintrübt. Da dieser meist in späteren Jahren auftritt, wird der graue Star als Alterserkrankung eingestuft. Es können allerdings auch jüngere Menschen betroffen sein. Untersuchungen haben gezeigt, dass bei den Betroffenen Störungen im Stoffwechsel der Augen und ein Mangel an wichtigen zellschützenden Stoffen wie Glutathion vorhanden sind.[70] Hier

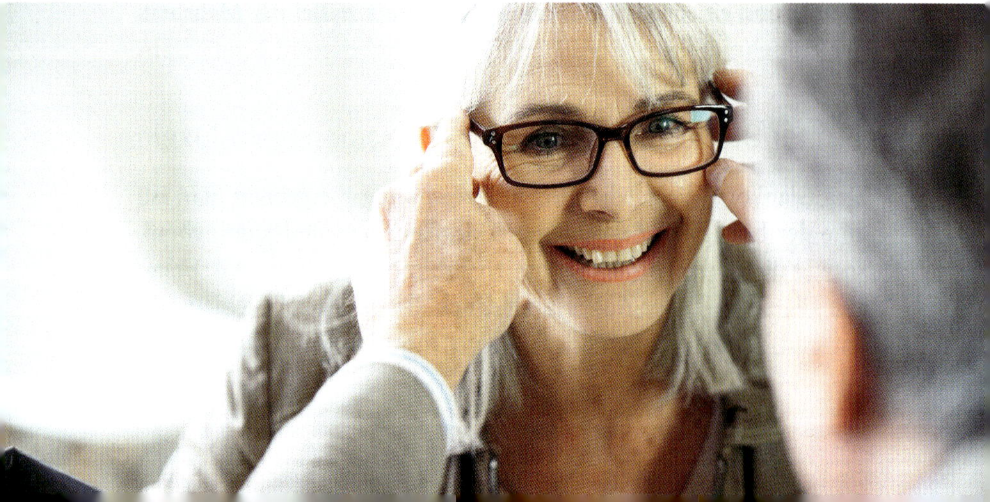

kann Melatonin – selbst ein besonders starker Radikalfänger – die Glutathionaktivität erhöhen.[71] Zusammen mit weiteren wichtigen Stoffen wie Vitamin C, E und Omega-3-Fettsäuren kann Melatonin die weitere Trübung der Linse verlangsamen oder sogar verbessern.

Melatonin für Gehirn und Gedächtnis

Das menschliche Gehirn ist eines der größten Wunder der Natur. Es verarbeitet unablässig unzählige Sinneseindrücke, speichert Informationen, reguliert und koordiniert alle Funktionen des Körpers und lässt uns fühlen. Aus allen Eindrücken und Informationen, die im Gehirn zusammenlaufen, entstehen Vorstellungen, Lebenseinstellungen, Erinnerungen und Verhaltensweisen, die unsere Persönlichkeit ausmachen. Milliarden Nervenzellen kommunizieren ständig miteinander, ohne dass wir uns dessen bewusst sind. Es bilden sich ganz individuelle Verschaltungen, die uns einzigartig und unterschiedlich machen. Im Guten wie im Schlechten sorgen diese Verknüpfungen dafür, dass Gewohnheiten und Routinen entstehen, sodass vieles schneller und einfacher vonstattengeht. Lange ging man davon aus, dass das Gehirn schon früh seine Prägung abschließt, bis in den 1950er-Jahren entdeckt wurde, dass die Synapsen, die Kontaktstellen des zentralen Nervensystems im Gehirn, neue Verbindungen eingehen können. Das bedeutet, dass unser Gehirn kontinuierlich in der Lage ist, sich zu verändern und zu entwickeln. Jede neue Tätigkeit verändert das Gehirn und führt dazu, dass sich der dafür zuständige Bereich besonders ausbildet. In der Fachsprache wird diese Fähigkeit »Neuroplastizität« genannt.

Nehmen wir als Beispiel das Gehirn eines Taxifahrers. 2006 wurde eine Studie in *Current Biology* veröffentlicht mit dem spannenden Ergebnis, dass bei Taxifahrern der Hippocampus vergrößert ist, eine Hirnregion, die für Gedächtnis und 3D-Bewegung zuständig ist. Die Vergrößerung geschah jedoch erst, wenn sich die Kandidaten die für den Abschlusstest geforderten 25 000 Straßen eingeprägt und die Prüfung bestanden hatten.[72]

Das hochkomplexe Gehirn liegt beim Energieverbrauch der Organe weit oben, nur Muskulatur und Leber verbrauchen mehr. Für diesen enormen Umsatz braucht es große Mengen Sauerstoff und Glukose. Die Mitochondrien arbeiten auf Hochtouren und reagieren sehr empfindlich auf einen Mangel. Während dieser hochenergetischen Prozesse werden große Mengen an Radikalen freigesetzt. Melatonin schützt das Gehirn vor Schäden durch freie Radikale. Immer mehr Wissenschaftler gehen davon aus, dass die im Laufe der Zeit sinkende Melatoninproduktion eine mögliche Ursache für altersbedingte neurodegenerative Erkrankungen wie Alzheimer, Parkinson und Chorea Huntington ist.[73,74] Bei diesen Erkrankungen kommt es zu unterschiedlichen Ausfallerscheinungen, je nachdem, welche Hirnareale betroffen sind. Aber auch beim gesunden Gehirn sinken Leistung und Gedächtnis, wenn das Gehirn altert, ein Prozess, der mit Melatonin zumindest verzögert, im besten Fall sogar aufgehalten werden kann.[75]

Chronischer Stress wirkt sich negativ auf das Gedächtnis aus. Zunächst ist es nur ein vorübergehendes Phänomen, das zum Dauerzustand werden kann. Verschiedene Studien befassten sich mit den Wirkungen von Melatonin auf das Gedächtnis – mit positivem

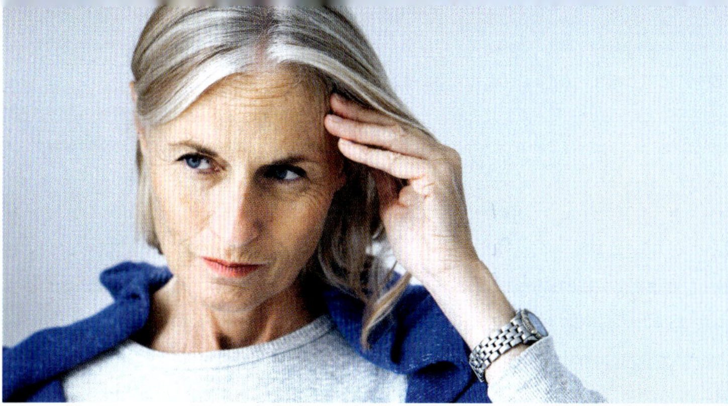

Ergebnis. Melatonin kann auch unter Stress die Gedächtnisleistung stabilisieren.[76] 2020 kam eine Studie der Tokyo Medical and Dental University (TMDU) heraus. Die Forscher wollten wissen, wie sich bestimmte Zwischenprodukte auswirken, die bei der Umwandlung von Melatonin im Körper entstehen. Sie vermuteten, dass die Stoffe AFMK und AMK – Zwischenprodukte beziehungsweise Metaboliten von Melatonin – die Gehirn- und Gedächtnisleistung fördern könnten. Tatsächlich erkannten die Versuchstiere leichter Objekte wieder, nachdem sie Melatonin und die beiden Metaboliten bekommen hatten. Am folgenden Tag hatte sich das Erinnerungsvermögen noch weiter verbessert. Das Ergebnis ist besonders interessant, weil sich junge und ältere Mäuse in ihrer Erinnerungsfähigkeit deutlich unterscheiden. Wenn man jungen Mäusen ein Objekt dreimal zeigt, erinnern sie sich am nächsten Tag daran, ältere Mäuse dagegen nicht. Aber bereits nach einer AMK-Dosis waren die älteren Mäuse in der Lage, sich bis zu 4 Tage danach noch an das Objekt zu erinnern. Das Langzeitgedächtnis verbesserte sich jedoch nicht, wenn die Umwandlung von Melatonin in AMK verhindert wurde. Diese Erkenntnisse lassen auf Hilfe bei Alzheimer hoffen.[77]

Melatonin bei Nervenerkrankungen, Alzheimer und Parkinson

Wer seinem Gehirn etwas Gutes tun will, ist mit Melatonin gut beraten. Das Gehirn altert langsamer und bleibt länger fit. Auch für die Vorbeugung und Behandlung von neurodegenerativen Erkrankungen ist Melatonin ein vielversprechendes Mittel. Entscheidend ist die Blut-Hirn-Schranke, die das Gehirn vor den meisten Chemikalien, Giften und Keimen schützt. Einige Stoffe wie Glutamat und Aluminium bilden eine Ausnahme. Glutamat wird vielen Nahrungsmitteln als Geschmacksverstärker beigegeben und ist Gift für die Nervenzellen des Gehirns. Sie sterben ab, wodurch neurodegenerative Erkrankungen entstehen können. Das Leichtmetall Aluminium richtet ebenfalls große Zellschäden im Gehirn an und wird mit Erkrankungen wie Alzheimer in Verbindung gebracht. Melatonin hemmt Entzündungsfaktoren, die die Blut-Hirn-Schranke angreifen, und bietet starken Schutz gegen freie Radikale, nicht nur in der Blut-Hirn-Schranke, sondern auch im Gehirn selbst.[78]

Eine 2015 veröffentlichte Studie untersuchte die Wirkung von Melatonin auf Mäuse mit einer Hirnverletzung. Bereits nach einer Woche, in der den Tieren Melatonin verabreicht wurde, hatten sich die Schäden an ihren Gehirnen und der Blut-Hirn-Schranke regeneriert. Bei Mäusen, die kein Melatonin bekommen hatten, war das nicht der Fall.[79] 2 Jahre später erschien eine Studie mit älteren Menschen, bei denen die Melatoninproduktion ebenso wie bei älteren Tieren nachlässt. Auch hier verbesserte sich die Blut-Hirn-Schranke, wenn Melatonin gegeben wurde. Diese Ergebnisse zeigen, dass Melatonin verletzte Hirnareale wieder aufbauen und die Blut-Hirn-Schranke schützen kann. Melatonin ist damit ein wertvolles Mittel, um neurodegenerativen Erkrankungen vorzubeugen und bestehende zu mildern.[80] Niedrige Melatoninspiegel wurden auch bei Patienten mit Alzheimer und Parkinson gefunden.[81,82]

Melatonin für Herz, Blutdruck und gegen Schlaganfall

Die Zirbeldrüse reguliert den Schlaf-Wach-Rhythmus über die Menge an Melatonin, die sie ausschüttet. Dieser Rhythmus hat jedoch eine viel größere Bedeutung für uns als nur Schlafen und Wachsein. Nur wenn dieser Rhythmus stimmt, können auch alle anderen Körperrhythmen im Takt schwingen, letzten Endes auch der Rhythmus des Herzens.

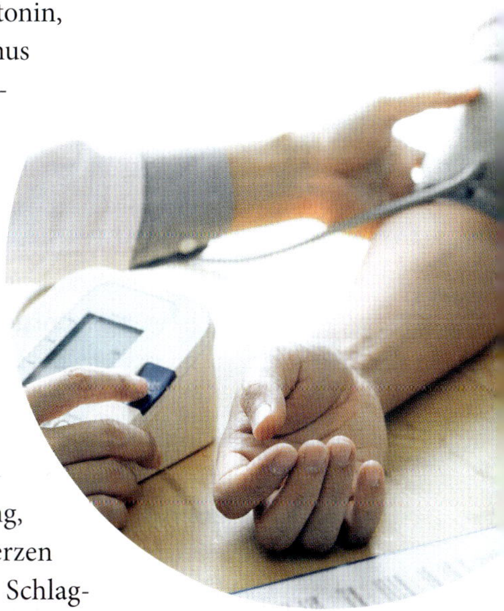

Herz-Kreislauf-Erkrankungen (*Cardiovascular disease*, CVD) sind weltweit die häufigste Todesursache. 2017 starben 17,8 Millionen Menschen an einer Erkrankung, die vom Gefäßsystem oder vom Herzen ausging. Dazu zählen Herzinfarkt, Schlaganfall und Herzinsuffizienz. Im globalen Durch-

Melatonin und Krebs

Bei Krebs entarten die Zellen. Der Schutz der Zellen ist deshalb die wichtigste Voraussetzung, um eine Tumorbildung zu verhindern. Melatonin ist Spitzenreiter unter den zellschützenden Substanzen und wird seit mehreren Jahrzehnten als Mittel gegen Krebs erforscht.[88] Melatonin kann die Symptome in jeder Phase einer Krebserkrankung positiv beeinflussen, von den ersten Stadien bis hin zur Metastasenbildung. Eine wichtige Rolle spielt hier der Einfluss des Hormons auf das Immunsystem, durch den die Zellteilungsrate der Krebszellen sinkt. Außerdem hemmt Melatonin die Neubildung von Blutgefäßen, die speziell den Tumor mit Sauerstoff und Nährstoffen versorgen. Zudem können die Auswirkungen einer Chemo- oder Strahlentherapie verringert werden.[89,90]

Ein Zusammenhang wurde auch zwischen der »inneren Uhr«, Schlafproblemen und Krebs gefunden.[91] Ist sie aus dem Takt, steigt das Krebsrisiko und Behandlungen sind weniger effektiv. Der Tag-Nacht-Rhythmus wirkt sich bis in die tiefste Ebene der Zellen aus. Er sorgt dafür, dass die hochkomplexen Abläufe innerhalb der Zellen und im ganzen Körper so zusammenwirken, dass wir gesund sind. Sogar das Erbgut (DNA) und sein Reparatursystem sind von der inneren Uhr betroffen. Melatoningaben und Verhaltensweisen, die dem natürlichen Tag-Nacht-Zyklus entsprechen, fördern gesunde und abwehrkräftige Zellen, die nicht zur Zellentartung und Tumorbildung neigen.

Melatonin, Kurkumin und 6-Sulfatoxymelatonin

2017 befasste sich ein Team von Wissenschaftlern mit den Synergieeffekten zwischen Melatonin und Kurkumin. Beide Substanzen hatten bereits gezeigt, dass sie die Ausbreitung verschiedener Krebsarten hemmen können. Die Forscher kombinierten beide Mittel zur Behandlung von Blasenkrebs. Das Ergebnis weist darauf hin, dass Melatonin die krebshemmende Wirkung von Kurkumin deutlich verstärkt.[92] Ähnlich positiv fiel das Ergebnis einer Untersuchung aus, bei der Brustkrebs mit dem Melatoninabkömmling 6-Sulfatoxymelatonin behandelt wurde.[93] 6-Sulfatoxymelatonin wird nachts im Urin gemessen und liefert eine zuverlässige Aussage über den nächtlichen Melatoninspiegel, da der Blutwert und der Urinwert korrelieren.

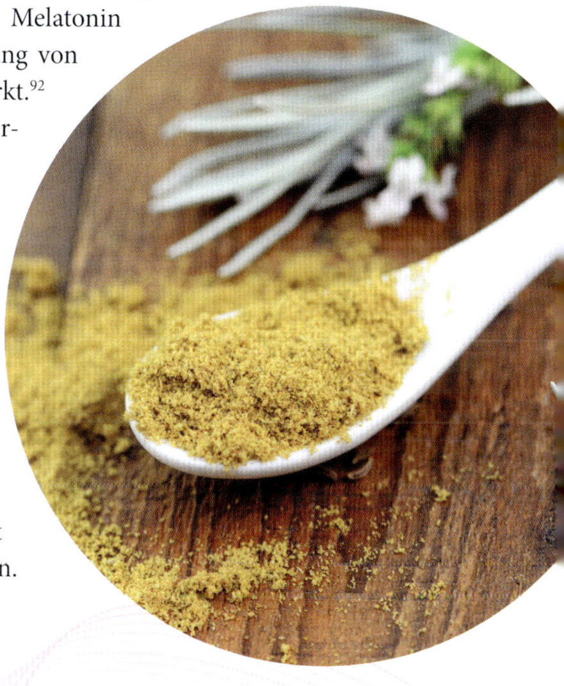

Melatonin, Cortisol und Stress

Schlafmangel erhöht die Stressbelastung und die Ausschüttung des Stresshormons Cortisol. Das Hormon ist lebensnotwenig für den Menschen, es reguliert den Blutzuckerspiegel, ist am Eiweiß- und Fettstoffwechsel sowie an der Immunantwort beteiligt. Die Frage ist also nicht, ob wir Cortisol brauchen, sondern in welcher Menge es zirkuliert, vor allem nachts. Ein dauerhaft erhöhter Cortisolspiegel stört Schlaf und Regeneration und versetzt den Körper in einen permanenten Erregungszustand. Melatonin regelt dagegen herunter, macht ruhig, müde und lässt uns einschlafen.

Eine frühere Untersuchung hatte gezeigt, dass die Melatoninproduktion bei Ratten zurückgeht, wenn sie nachts einer körperlichen Belastung ausgesetzt werden, und dass sie daraufhin am Tag über das normale Maß hinaus ansteigt. Das Ergebnis wurde später an sechs gesunden Männern im Alter von 28 bis 33 Jahren überprüft. Die Männer fuhren nachts mit Höchstleistung Rad. Auch bei ihnen sank der nächtliche Melatoninspiegel. Stattdessen produzierten sie mehr Cortisol, und zwar bevor der Melatoninspiegel sank.[94] Es ist zwar nicht davon auszugehen, dass viele Menschen in der Nacht mit höchster Power Rad fahren, aber eines zeigt dieses Experiment deutlich: Zwischen Stress (Cortisol) und Melatonin gibt es einen klaren Zusammenhang, der in der Lage ist, den gesunden zirkadianen Rhythmus und den Schlaf durcheinanderzubringen.

Bei gesunden älteren Menschen bleibt der natürliche Tag-Nacht-Rhythmus erhalten, aber einige der 24-Stunden-Rhythmen im Körper schwächen sich im Alter ab oder verstärken sich, so wie

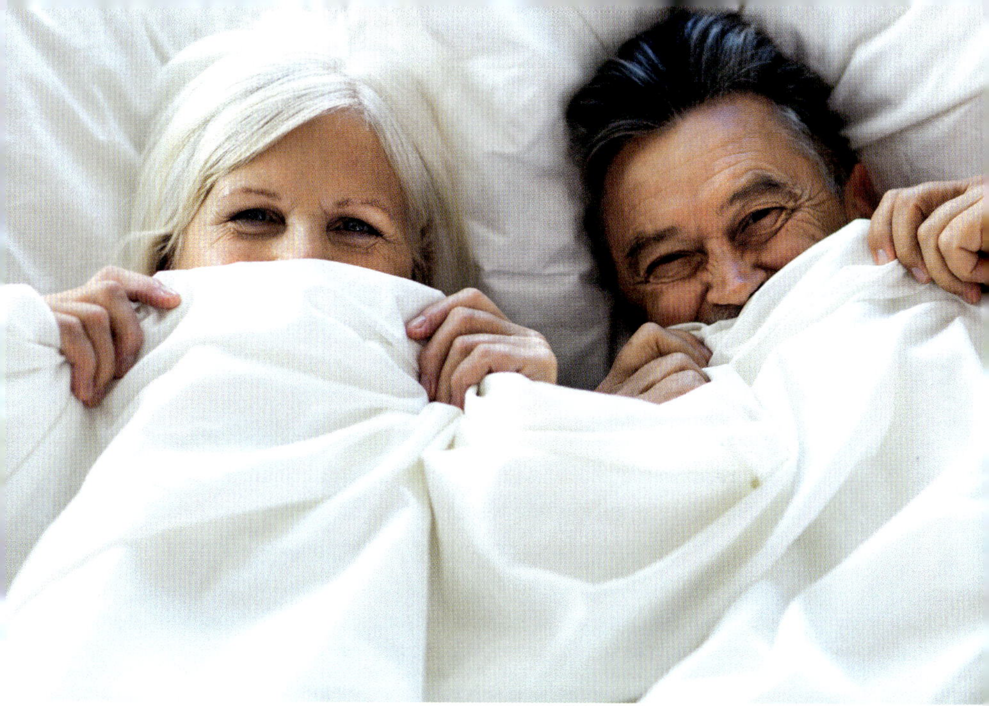

die Neigung, früher schlafen zu gehen und morgens früher aufzuwachen. Oft ist der Schlaf auch weniger tief und wird häufiger unterbrochen. Die Körpertemperatur und die Konzentration von Hormonen wie Melatonin, Cortisol, Testosteron, Prolaktin, des Wachstumshormons Somatropin und des Schilddrüsenhormons TSH im Blut ändern sich zu anderen Zeiten als bei jüngeren Menschen.[95] Bereits 1995 vermuteten Wissenschaftler, dass diese Veränderungen auf Umstellungen im zirkadianen Rhythmus im zentralen Nervensystem zurückgehen. Melatoningaben helfen, den früheren zirkadianen Rhythmus wieder zu erreichen und die Regenerationsfähigkeit zu verstärken.

Melatonin und SARS-CoV-2 – aktuelle Forschung

Die besonderen Eigenschaften von Melatonin stellen eine überzeugende Voraussetzung für die Vorbeugung und Behandlung von Covid-19 und anderen viralen Erkrankungen dar:

- Virusinfektionen erzeugen oxidativen Stress, durch den Nervenzellen absterben und das Immunsystem an wichtigen Stellen unterbrochen wird. Melatonin schützt die Zellen besonders intensiv vor Zerstörung. Viren suchen Wirtszellen, in die sie eindringen und sich vermehren können. Untersuchungen deuten darauf hin, dass SARS-CoV-2 den Rezeptor ACE2 auf der Oberfläche der Zellen dafür benutzt. Besonders viele ACE2-Rezeptoren finden sich in der Schleimhaut von Nase und Rachen, in der Lunge, im Herz, den Nieren und im Darmtrakt. Melatonin hemmt den ACE2-Rezeptor und blockiert die Andockversuche des Virus, das sich dadurch nur viel langsamer oder überhaupt nicht ausbreiten kann.

- Zytokine spielen eine zentrale Rolle bei einer Infektion mit SARS-CoV-2. Durch eine Überreaktion der Immunabwehr kann es zu einem Zytokinsturm mit gefährlichen Folgen wie einer lebensbedrohlichen Lungenentzündung bis hin zu Lungenversagen kommen. Bei einem Zytokinsturm werden nicht nur Erreger, sondern auch gesunde Zellen angegriffen. Melatonin kann sowohl entzündungshemmende Immunzellen (TH1) als auch entzündungsfördernde Immunzellen (TH2) aktivieren[96] und die Zytokinproduktion verringern.

- Bei einem Zytokinsturm werden große Mengen von freien Radikalen gebildet, die die Zellen angreifen und heftige Entzündungen hervorrufen. Melatonin ist ein starkes Antioxidans, das nicht nur Entzündungen verringert, sondern auch Zellen und Mitochondrien intensiv schützt. Außerdem aktiviert das Hormon die Produktion weiterer kraftvoller Radikalfänger wie Glutathion.

- Melatonin wirkt vorbeugend. Die antioxidative Wirkung hindert Viren daran, sich im Körper zu vermehren. Mehrere Studien deuten darauf hin, dass Coronaviren sich in den Mitochondrien festsetzen, ihre Funktion verändern und die natürliche Immunität der Betroffenen außer Kraft setzen. Melatonin reguliert die Vorgänge in der Zelle und schützt sie vor dem Befall durch Viren.

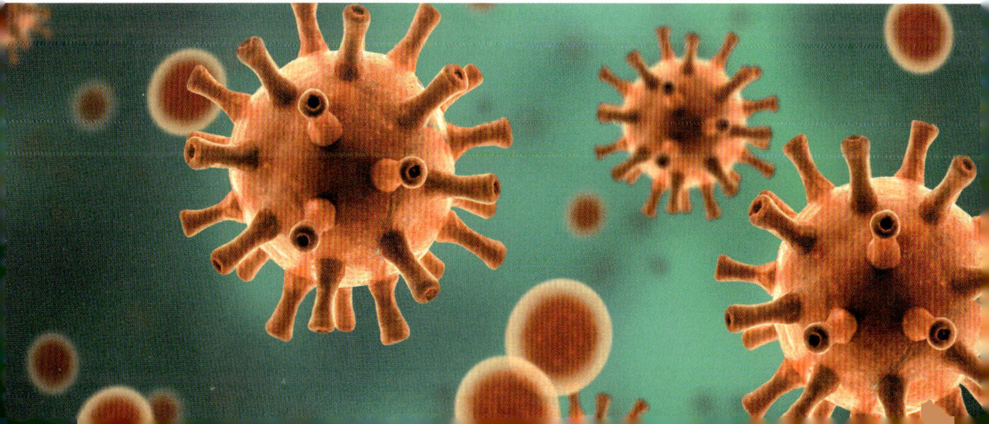

- Altersbedingt sinkt die natürliche Melatoninproduktion, wodurch das Erkrankungsrisiko steigt, vor allem wenn ohnehin Autoimmunerkrankungen wie Diabetes-Typ-2 vorhanden sind. Ein höherer Melatoninspiegel kann dieses Risiko deutlich senken.[97,98,99]

- Bei Intensivpatienten reduziert Melatonin die Durchlässigkeit der Gefäße. Laut einer Studie vom Oktober 2020 haben Patienten, die beatmet werden, deutlich höhere Chancen, gesund zu werden. Wurde nach der Beatmung weiterhin Melatonin verabreicht, stiegen die Aussichten auf Gesundung.[100]

- Darüber hinaus lindert Melatonin Angstzustände und verbessert die Schlafqualität der Patienten.

- Covid-19 und andere Virusinfektionen können neurologische Störungen verursachen, indem sie die Zellen angreifen und die Arbeit des Immunsystems unterbrechen, was zum Tod von Nervenzellen führt. In einer im Januar 2021 veröffentlichten Übersichtsstudie wurden die aktuellen, sehr positiven Ergebnisse zu Melatonin bei neurologischen Folgeerkrankungen zusammengefasst.[101]

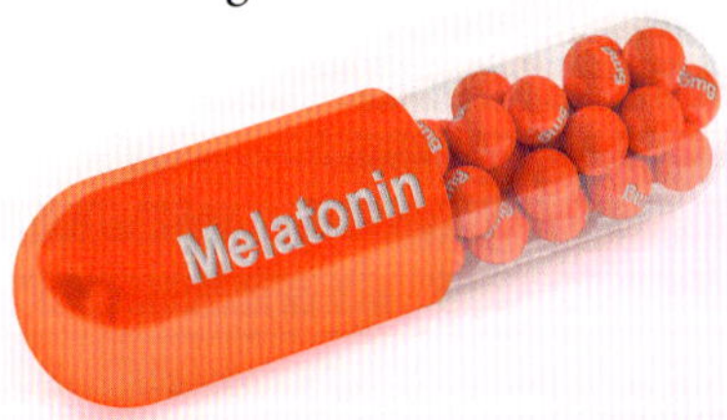

Wie entsteht Melatonin?

Das Melatonin der Zirbeldrüse wird in speziellen Zellen, den Pinealozyten, bei Dunkelheit hergestellt. Die produzierte Menge steigt bis etwa Mitternacht und beginnt dann wieder zu sinken. Bei Tagesanbruch stellt die Zirbeldrüse die Produktion ein, entsprechend dem zirkadianen Rhythmus.

Die essenzielle Aminosäure L-Tryptophan ist die Ausgangssubstanz für Melatonin. Tryptophan kann vom Körper nicht selbst hergestellt werden, wir müssen daher – wie von allen essenziellen Aminosäuren – genügend zuführen. Aus Tryptophan entsteht der Botenstoff Serotonin und daraus wird von speziellen Enzymen Melatonin hergestellt.

Tryptophan → Serotonin → Melatonin

An diesem Prozess sind eine Reihe weiterer Stoffe wie Vitamine und Mineralstoffe beteiligt. Außerdem entstehen im Umwandlungsprozess Umbauprodukte, sogenannte Metaboliten, die ebenfalls wichtige Aufgaben erfüllen. Der Metabolit 6-SMT (6-Sulfatoxymelatonin) wird über den Urin ausgeschieden und eignet sich, die Melatoninkonzentration im Urin zu bestimmen.

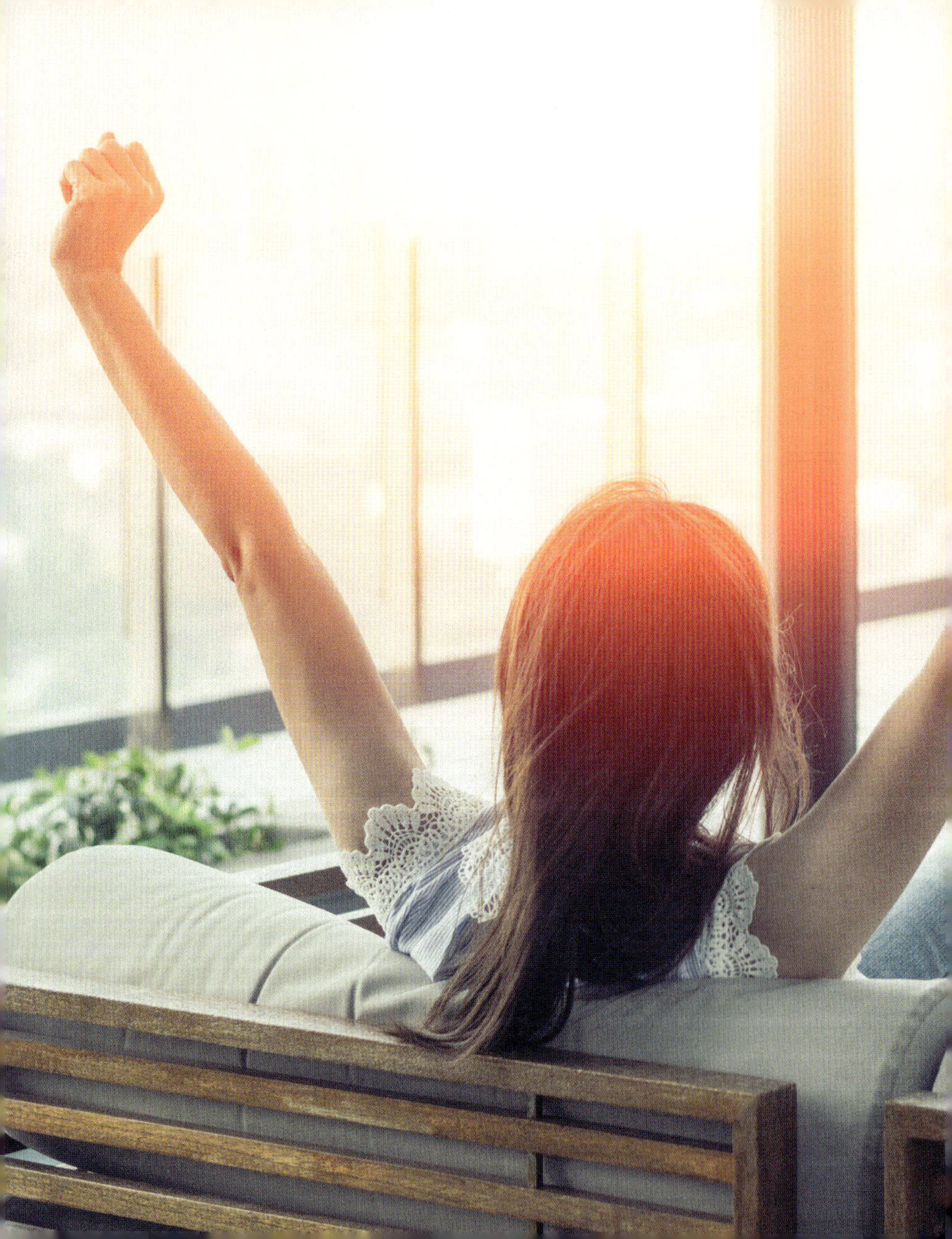

Serotonin – der Botenstoff des Tages

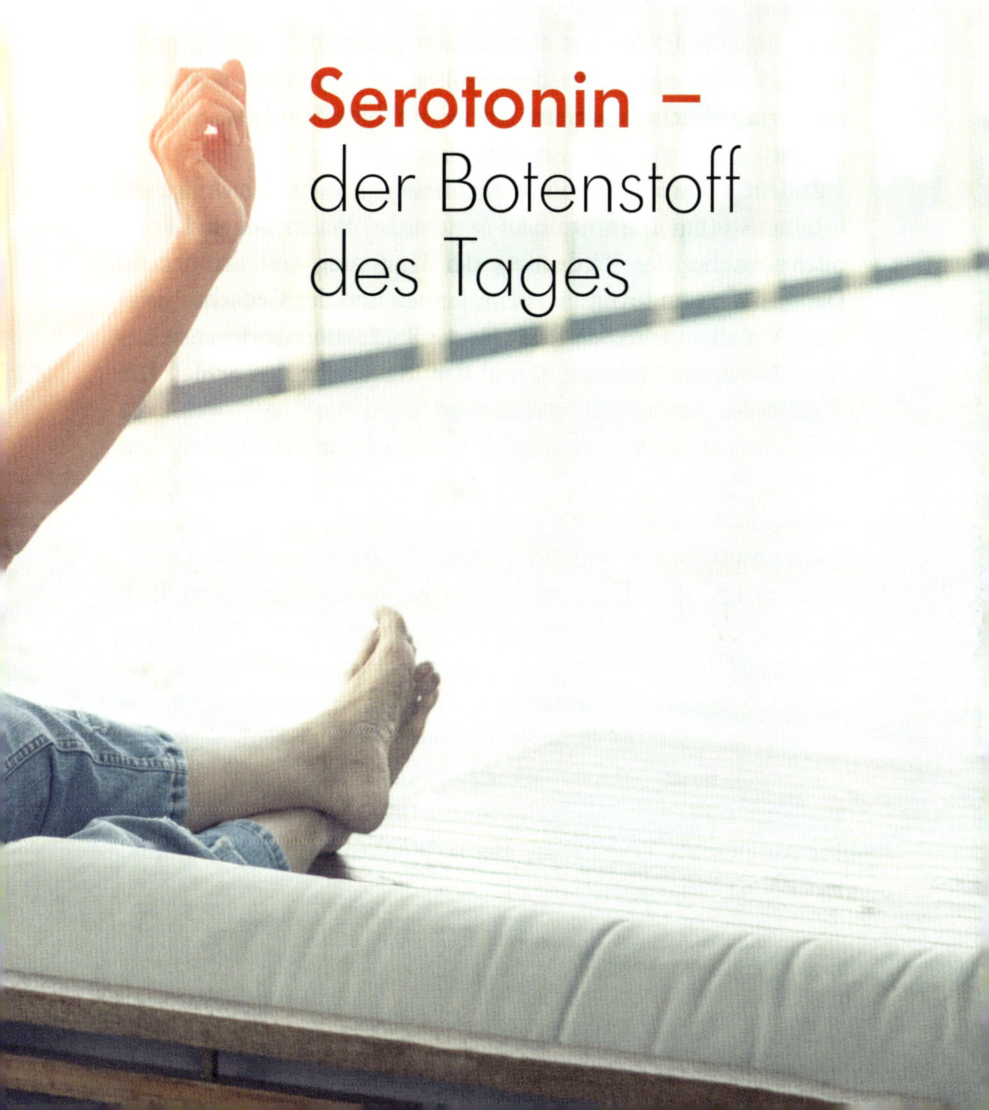

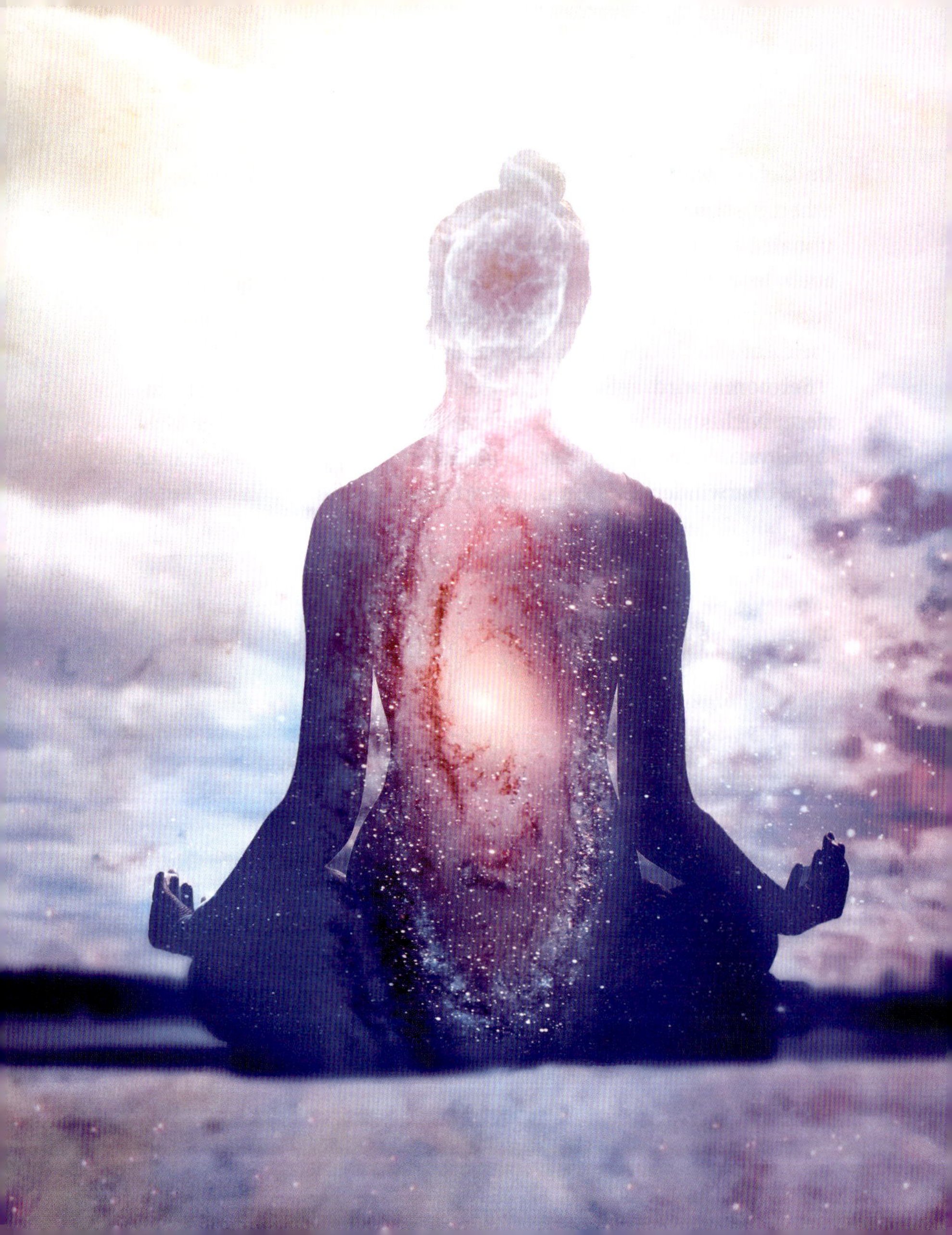

DMT –
ein ganz besonderer Stoff

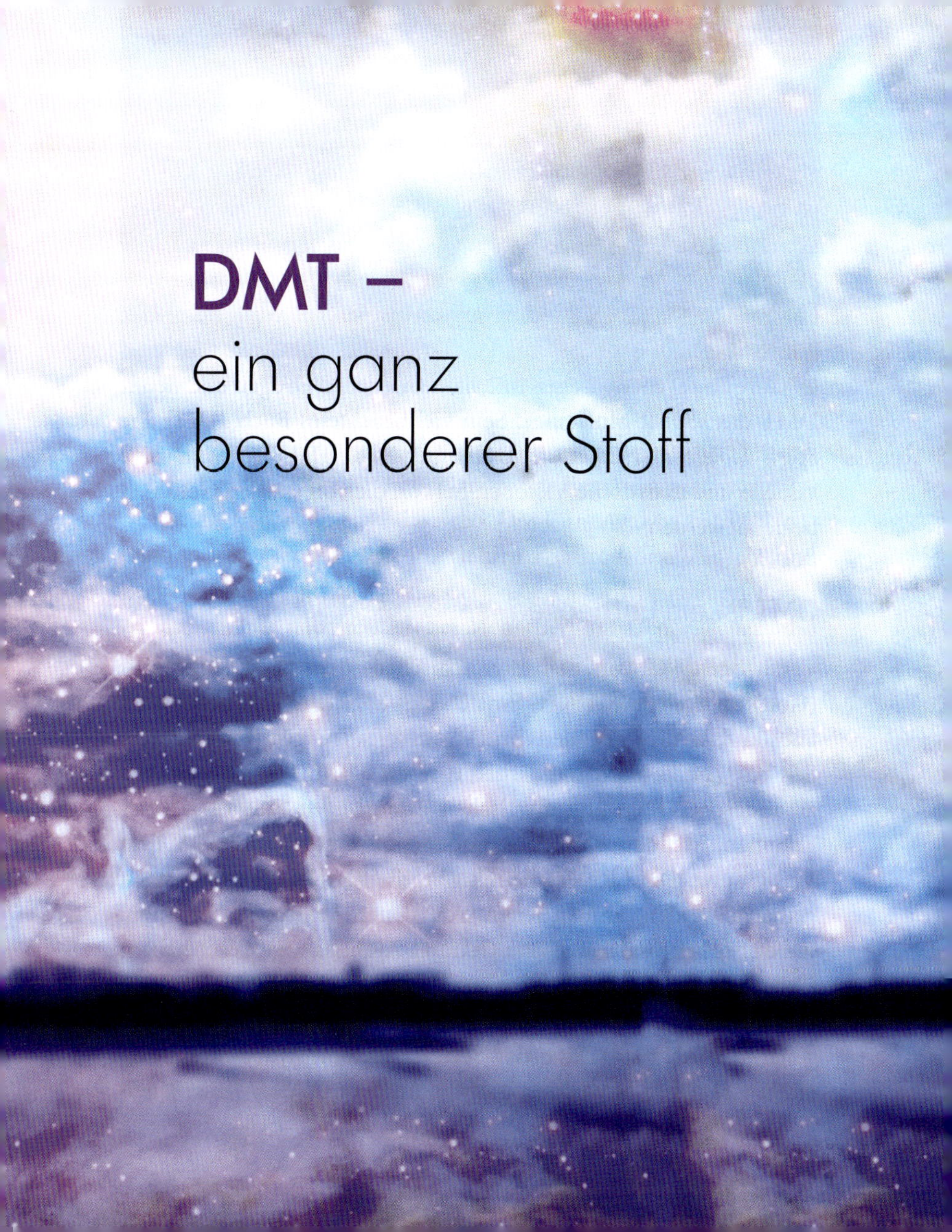

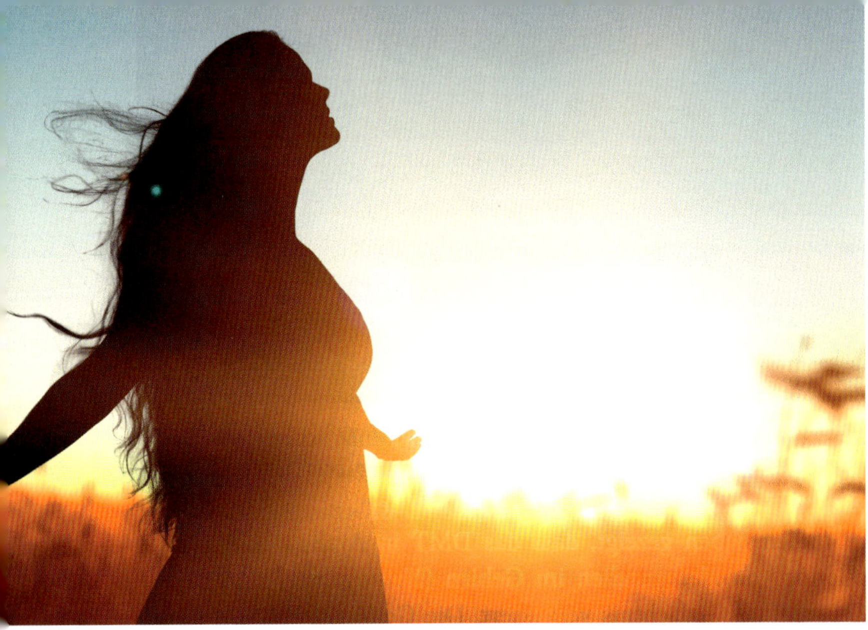

auch, dass die glücklich machenden Substanzen schneller unwirksam gemacht werden. MAO-Hemmer (Monoaminooxidase-Hemmer) blockieren das Enzym Monoaminooxidase, sodass diese Stoffe deutlich langsamer abgebaut werden. Das gilt auch für das ohnehin flüchtige DMT, das Pinolin braucht, um im Gehirn wirken zu können.

MAO – das Monoaminooxidase-Enzym

MAO ist ein für unsere Gesundheit sehr wichtiges Enzym, das nicht dauerhaft blockiert werden darf. Es hat die wichtige Aufgabe, im Stoffwechsel auftretende Monoamine abzubauen und zu verhindern, dass sie sich im Körper anreichern. Melatonin, Serotonin, Adrenalin, Histamin und DMT – sie alle haben bestimmte wichtige Funktionen im Körper, die aber nicht dauerhaft aufrechterhalten werden dürfen. Melatonin am Tage würde inaktiv und müde machen, Serotonin und Adrenalin in der Nacht überwach, Histamin kann Allergien hervorrufen und so fort. DMT würde uns ständig in andere Bewusstseinszustände versetzen. MAO ist ein sehr schönes Beispiel für die Regulationskräfte unseres Körpers, die alles zu seiner Zeit und in der möglichst optimalen Menge zur Verfügung stellen und wieder entsorgen.

In der Medizin werden MAO-Hemmer eingesetzt, um die Stimmung depressiver Patienten zu verbessern. Bei regelmäßiger Einnahme bringen pharmazeutische MAO-Hemmer Nebenwirkungen mit sich. Getränke wie Ayahuasca, die pflanzliche MAO-Hemmer enthalten, wirken heilend auf Körper und Seele, sind aber nicht für die tägliche Einnahme gedacht, sondern besonderen Anlässen vorbehalten.

DMT ist ein Tryptamin

Neben dem Tryptamin DMT produziert die Zirbeldrüse 5-MeO-DMT und Bufotenin, die beide ebenfalls zu den Tryptaminen zählen. Diese Substanzen entstehen auf der Basis der essenziellen Aminosäure Tryptophan. Melatonin, Serotonin und Psilocybin haben ebenfalls eine Tryptaminstruktur.

DMT – luzides Träumen, Zugang zu inneren Bildern und zur spirituellen Dimension

In seinem Buch *DMT: The Spirit Molecule* vertritt Rick Strassman die Ansicht, dass DMT die Bewegung der Seele in und aus dem Körper erleichtert und ein wesentlicher Bestandteil der Geburts- und Todeserfahrungen sowie der höchsten Zustände der Meditation und sogar der sexuellen Transzendenz ist. Strassman, Professor für Psychiatrie an der University of New Mexico School of Medicine, hatte umfangreiche Forschungen zur Wirkung von psychedelischen, halluzinogenen oder entheogenen Substanzen am Menschen betrieben.

Über ihre kristallinen Strukturen kann sich die Zirbeldrüse mit Schwingungen und den darin enthaltenen Informationen verbinden, die weit außerhalb unseres normalen Wahrnehmungsspektrums liegen, und DMT ist der Stoff, der diese Informationen in innere Bilder, Eingebungen und mystische Erfahrungen umsetzt. »DMT führt zu hoher schöpferischer Kreativität, enormem Mut und übermenschlicher Stärke in hochgefährlichen Situationen. Auch das Erlebnis der Erleuchtung ist DMT zu verdanken«, schreibt Prof. Dr. Edinger in seinem Buch *Zirbeldrüse in Gefahr*.

Luzides Träumen ist ein wichtiger Aspekt der mystischen Erfahrung, an der DMT beteiligt ist. Beim Klarträumen weiß der Träumende, dass er träumt, und kann in seine Träume eingreifen. Klarträumende berichten von Hinweisen auf zukünftige Ereignisse und von Erkenntnissen, die den Sinn von Erlebnissen verstehen lassen.

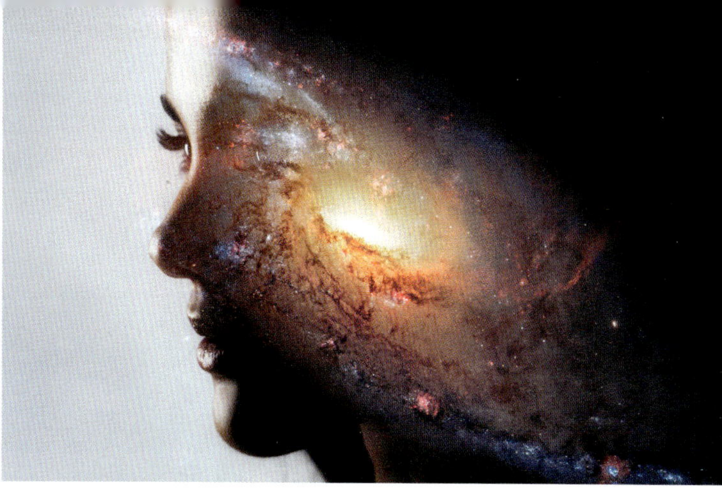

Forschungen haben gezeigt, dass beim Klarträumen deutliche Veränderungen im präfrontalen Cortex stattfinden, der sich auf der Stirnseite des Gehirns in der Großhirnrinde befindet.[103,104] Dieser Teil des Gehirns ist mit Gedächtnisinhalten, Selbstwahrnehmung, Selbsteinschätzung und emotionalen Bewertungen verbunden, die die Planung von Handlungen beeinflussen. Luzides Träumen findet meist während der REM-Schlafphase statt, in der wir die meisten und intensivsten Träume haben. REM ist die Abkürzung für *rapid eye movement*, denn in dieser Zeit bewegen sich die Augen bei geschlossenen Lidern schnell und intensiv, Herzschlag, Blutdruck und Atmung werden schneller und unregelmäßiger. Das Elektroenzephalogramm zeigt eine verstärkte Gehirnaktivität an, die Muskelspannung ist dagegen stark herabgesetzt, sodass der Träumende das, was er erlebt, nicht aktiv ausführt. Luzide Träume finden jedoch nicht nur innerhalb der Delta- und Theta-Frequenzen der REM-Phase statt, sondern auch bei Gammawellen im Frequenzband von etwa 40 Hertz. In diesem Frequenzbereich sind

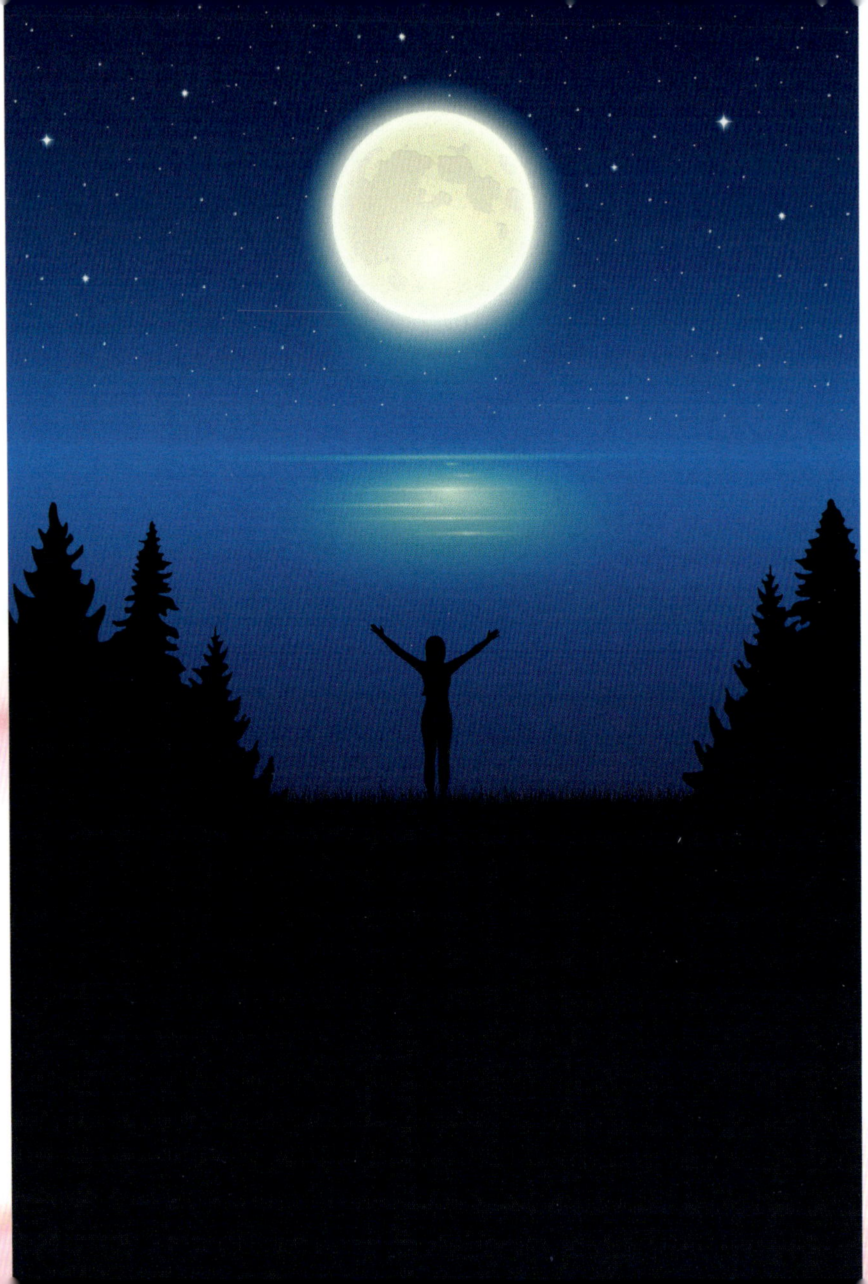

die Träumenden stark fokussiert, erleben einen intensiven Fluss an Informationen und haben mystische Erfahrungen, die auch als Verschmelzungserlebnisse und Verlust des Ich-Gefühls beschrieben werden. Vergleichbare Erfahrungen machen Meditierende in tiefer Versenkung.

Da die kristallinen Strukturen in der Zirbeldrüse auf elektromagnetische Wellen von außen reagieren, können sie auch ohne Bezug zum Frontalhirn Bilder und Klänge erzeugen, die an das Großhirn gesendet werden, das daraus innere Erfahrungen wie luzides Träumen und Visionen entwickelt. Die meisten Beschreibungen solcher Phänomene zeigen also nur die Oberfläche des Geschehens – das Großhirn, das die Informationen der Zirbeldrüse umsetzt.

DMT spielt eine so wichtige Rolle in unserem System, dass nicht verbrauchtes DMT in der Zirbeldrüse als Resinharz gelagert wird. Resinharz ist eine kristalline, wachsähnliche Substanz, die sowohl piezoelektrische als auch pyroelektrische Eigenschaften hat, was bedeutet, dass sie auf Druck und Wärme reagiert. Druck und Wärme erzeugen eine elektrische Spannung, wodurch das Resinharz gelöst und das DMT wieder freigesetzt wird. Druck entsteht über Frequenzen, die auf die Zirbeldrüse einwirken, und Wärme zum Beispiel durch Fieber. Bei hohem Fieber kann das Gehirn mit DMT geflutet werden, was die Fieberhalluzinationen erklärt.[105]

Pinolin – MAO-Hemmer und Antioxidans

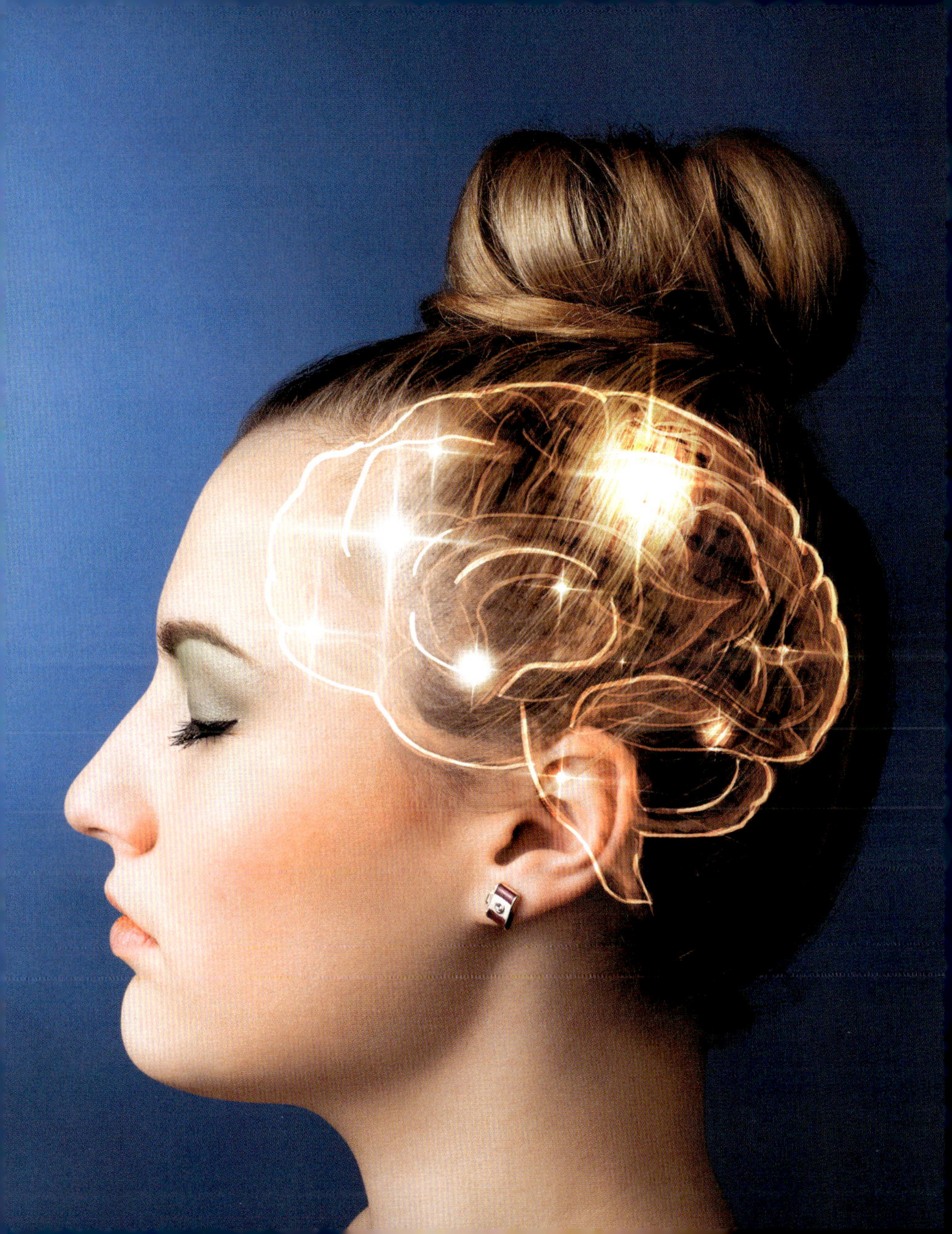

Pinolin ist eine erstaunliche Substanz, die immer noch wenig bekannt und untersucht ist. Es ist ein Umbauprodukt innerhalb des Melatoninstoffwechsels und sorgt dafür, dass wichtige körpereigene Hormone und Neurotransmitter wie Serotonin, Dopamin und DMT für einen längeren Zeitraum erhalten bleiben und wirken können.[106]

Pinolin wird aus Melatonin aufgebaut, damit wichtige körpereigene Hormone und Neurotransmitter wie Serotonin, Dopamin und DMT für einen längeren Zeitraum erhalten bleiben und wirken können.[107]

Der Stoff aus der Gruppe der Beta-Carboline ist ein starker MAO-Hemmer. Pinolin hemmt das Enzym Monoaminooxidase (MAO), das eine Reihe wichtiger Neurotransmitter schnell abbaut. Das gilt besonders für das flüchtige DMT, das durch MAO innerhalb weniger Minuten abgebaut wird. Um Pinolin zu gewinnen, produziert die Zirbeldrüse zuerst Melatonin, woraus die MAO-hemmenden Beta-Carboline entstehen, darunter auch Pinolin. Mithilfe von Pinolin kann zum Beispiel Serotonin länger wirken, das Wohlfühlhormon, das uns glückliche Gefühle und Zufriedenheit schenkt. Aus Serotonin entstehen die körpereigenen Drogen DMT, 5-MeO-DMT und Bufotenin. Träume und Phänomene wie das Klarträumen und außerkörperliche Wahrnehmungen, wie sie in der Meditation und unter großem Schock bei Unfallopfern stattfinden, hängen mit diesen Stoffen zusammen.

Pinolin ist ein Multitalent, das seine Wirkung auch in den Zellen und im Gehirn entfaltet. Alles, was dem Gehirn hilft, flexibel zu bleiben, sorgt dafür, dass wir geistig klar und bewusst sind, uns

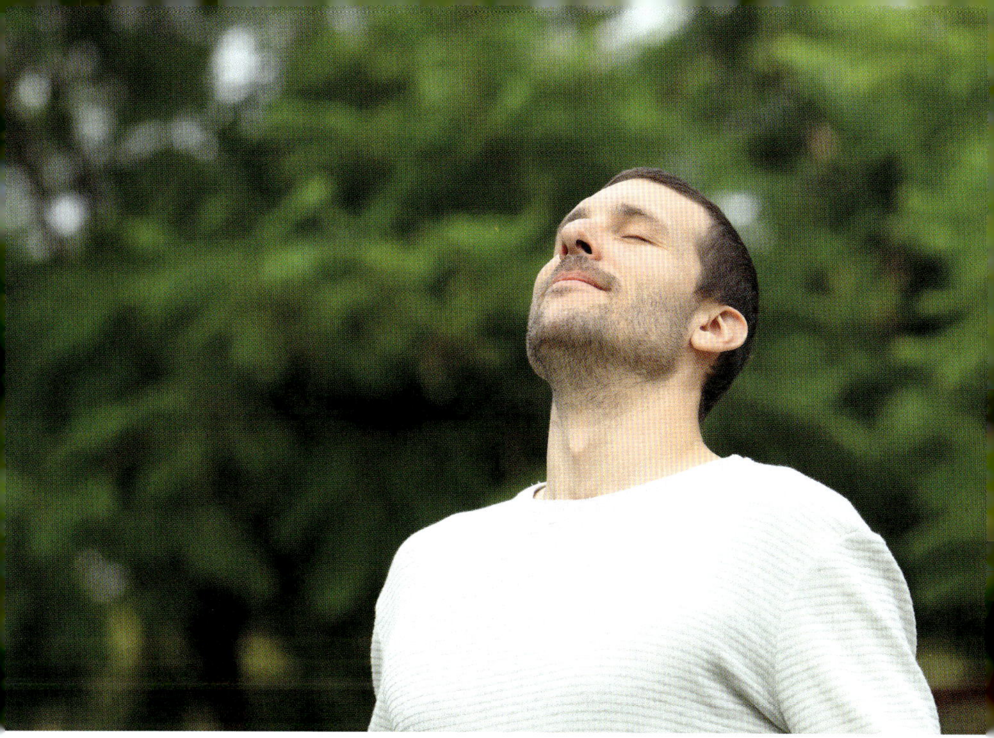

konzentrieren können und motorische Fähigkeiten wie Bewegung und Sprache erhalten bleiben. Pinolin verstärkt die Neubildung und Neuverknüpfung von Nervenzellen im Gehirn (Neuroplastizität). Hier genügen bereits Minidosen.[108]

Um deutlich sehen zu können, brauchen wir eine gesunde Netzhaut (Retina). Pinolin schützt die Zellen ebenso intensiv wie Melatonin und hemmt die oxidative Zerstörung von Fettsäuren (Lipidperoxidation),[109] eine Schutzfunktion, die auch für die Retina wichtig ist.[110] In der Retina befinden sich die lichtempfindlichen Zellen und der Punkt des schärfsten Sehens (*Fovea centralis*).

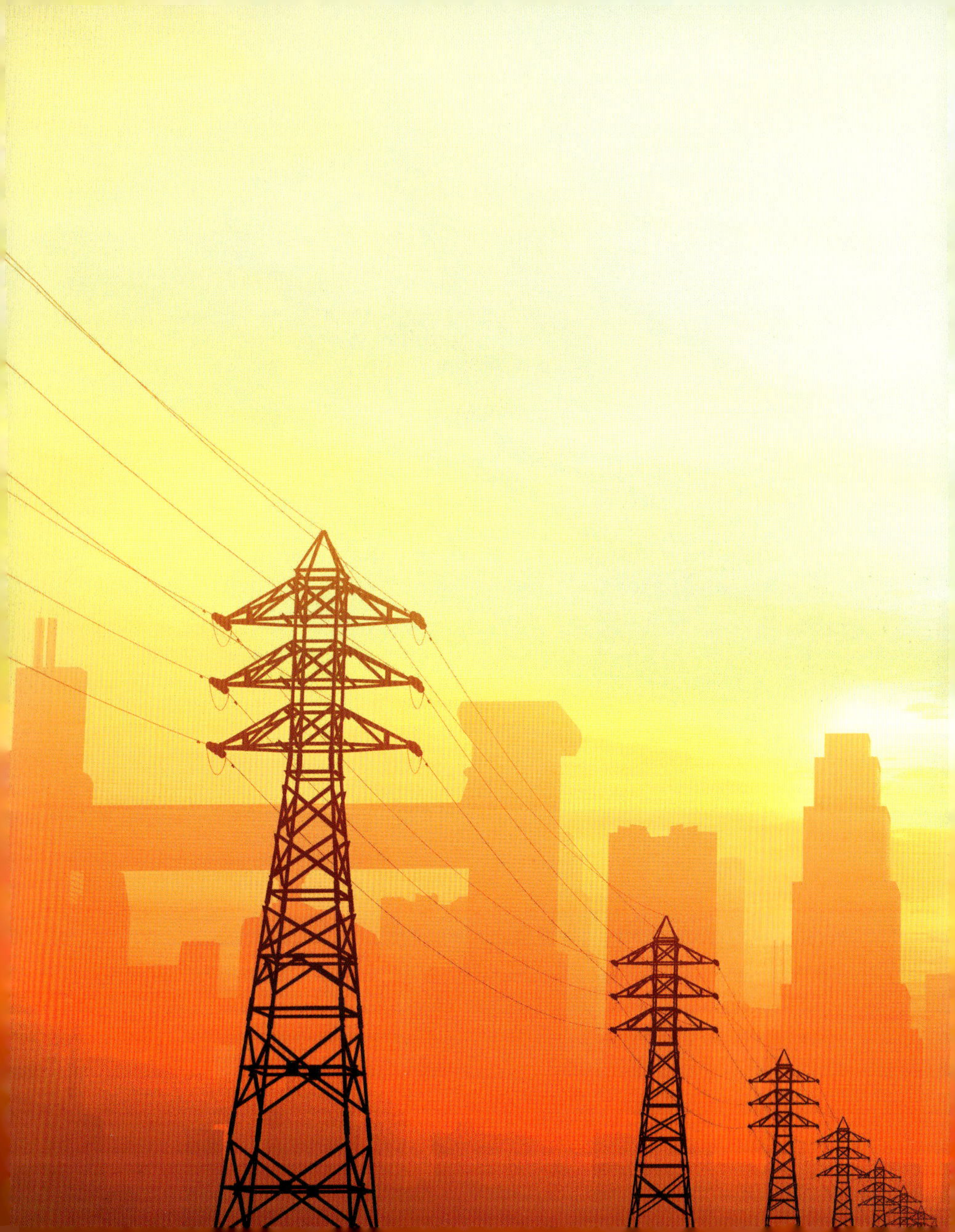

Was der **Zirbeldrüse** schadet und was Sie tun können

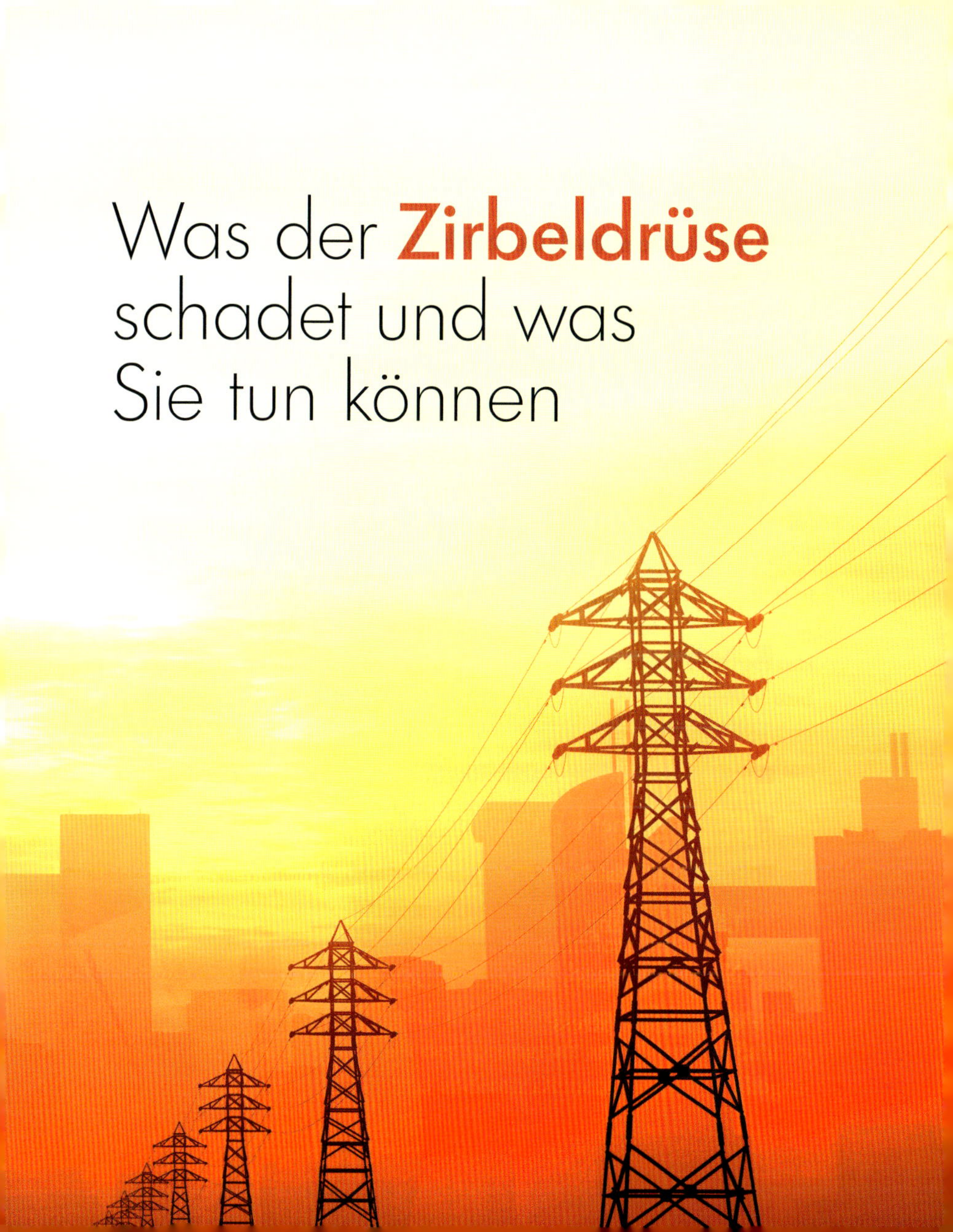

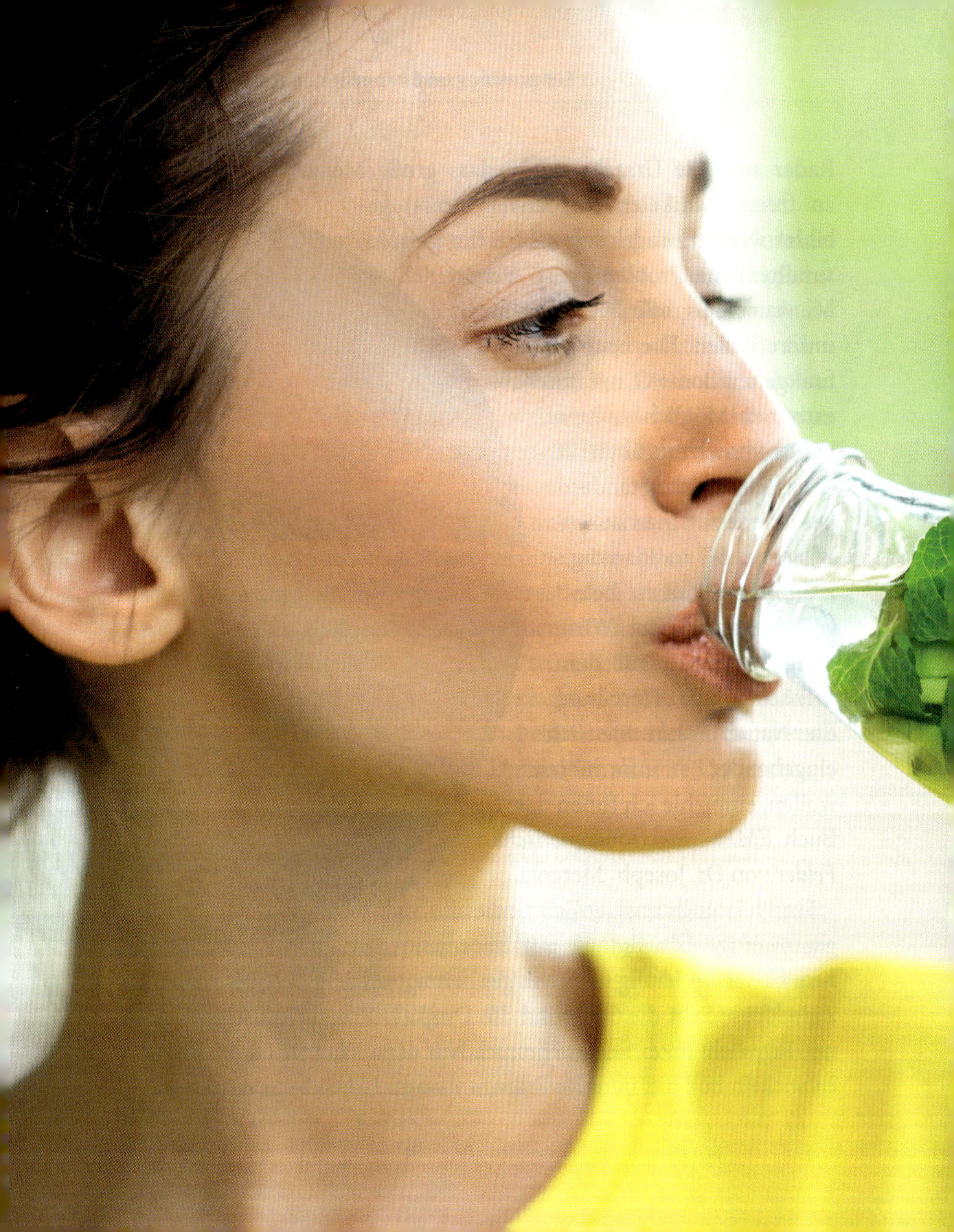

Die Zirbeldrüse entgiften und entkalken

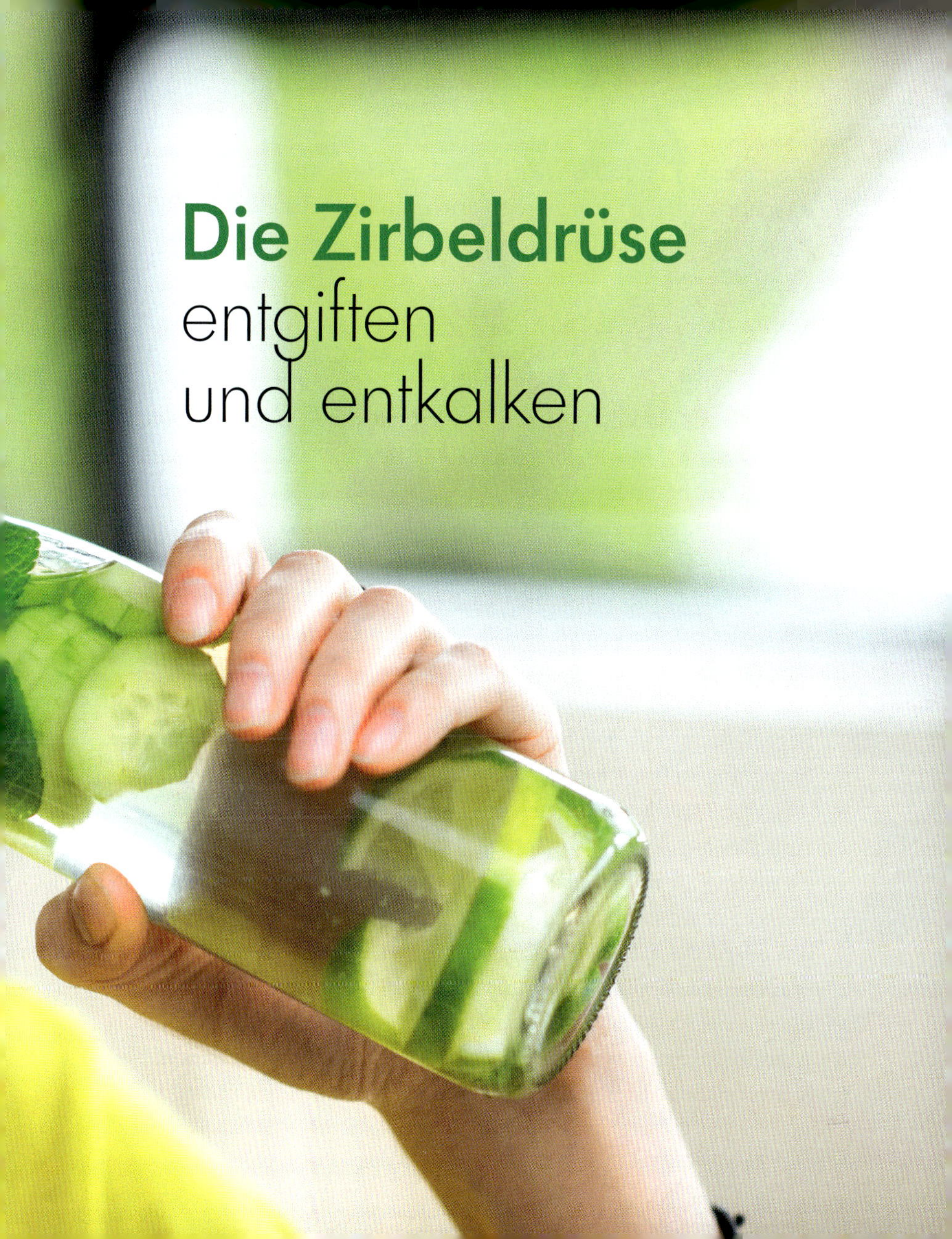

Entgiften und Entkalken gehen Hand in Hand. Alles, was Gifte ausleitet und hilft, die Leber zu regenerieren, unterstützt auch die Zirbeldrüse beim Entkalken und verleiht ihr wieder mehr Kraft.

Schwermetalle und Gifte ausleiten

Schwermetalle wie Quecksilber, Blei, Nickel, Kupfer und Cadmium ebenso wie Aluminium, Herbizide, Pestizide und Chemikalien schädigen Zellen, Mitochondrien und das zentrale Nervensystem und wirken sich besonders stark in der Zirbeldrüse aus. Hinzu kommen Konservierungsstoffe, Farbstoffe und Duftstoffe aus Nahrung, Kosmetik und Reinigungsmitteln, Weichmacher in Kunststoffflaschen (BPA) und Medikamente. Sie lagern sich vor allem im Zellzwischenraum, der extrazellulären Matrix, ab, lösen Oxidation und Entzündungen aus und können überall im Körper zu Schädigungen und Erkrankungen führen. »Detox«, Entgiftung, ist deshalb inzwischen ein Begriff, der uns überall begegnet. Wichtig ist, jeden Tag etwas für die Entgiftung zu tun, nicht nur als große einmalige Kur.

Einige Metalle kommen auf natürliche Weise in uns vor, wie zum Beispiel Kupfer als Bestandteil der roten Blutkörperchen. Es ist wichtig zu wissen, dass wir bestimmte Metalle in der richtigen Menge für wesentliche Aufgaben im Körper brauchen. Wir benötigen allerdings kein Quecksilber, kein Blei, kein Cadmium, und wir brauchen auch kein Aluminium, das wir inzwischen in seiner giftigen gelösten Form überall in der Umwelt präsentiert bekommen. Aluminium ist ein Leichtmetall, das ebenso schädlich ist wie die Schwermetalle. In Testergebnissen zur Schwermetallbelastung wird

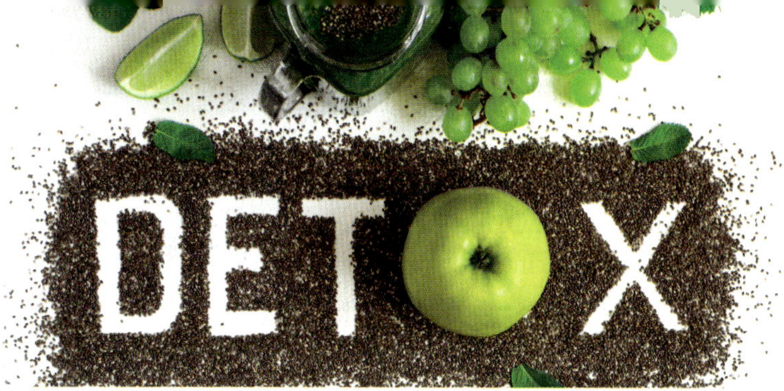

es daher mit aufgeführt. Aluminium verstärkt die schädlichen Wirkungen einer Quecksilberbelastung. Bei einer Ausleitung löst sich Aluminium erst, wenn bereits andere Metalle ausgeleitet wurden.

Wie leicht es ist, größere Mengen Aluminium aufzunehmen, zeigt sich daran, dass Aluminiumverbindungen in vielen Lebensmitteln enthalten sind. Sie finden sich in fertigen Backmischungen und Teigen, in abgepackten Backwaren, in Waffeln, Donuts und Brezeln, als Farbstoff für Überzüge von Süßigkeiten und Kuchendekoration, in Kaffee, Kaffeeweißer und Tee. Selbst im Milchpulver für Säuglinge wurden Spuren nachgewiesen. Harmlos wirkend finden sich hinter E-Nummern wie E 173, E 520, E 521, E 522, E 523 sowie E 541, E 554, E 555, E 556, E 559 oder E 598 aluminiumhaltige Farb- und Zusatzstoffe. Hinzu kommt Aluminium in Deos (es geht auch ohne), in Kochgeschirr und Grillschalen. Das Leichtmetall, das in der Lage ist, die Blut-Hirn-Schranke zu überwinden und erhebliche Schäden im Gehirn anzurichten, wird mit Alzheimer in Verbindung gebracht.

Quecksilber ist das für uns schädlichste Schwermetall, und seine Ausleitung ist am schwierigsten. Das Zellgift verstärkt die Einlagerung weiterer Schadstoffe im Körper und erschwert deren Auslei-

(0,12 Milliliter) genügten, um die Zellzerstörung zu verstärken und neurodegenerative Veränderungen im Gehirn auszulösen. Kurkumin reduziert die Zelloxidation auf ein normales Niveau.[122]

Jod

Jod kann Fluorid, Brom, Aluminium und Schwermetalle wie Quecksilber, Blei und Cadmium über den Urin ausleiten. Wir brauchen Jod, denn es ist ein wichtiges Spurenelement im Stoffwechsel und in den Schilddrüsenhormonen. Es ist deshalb besonders gut für die Fluoridausleitung aus der Schilddrüse geeignet. Bevor Sie Jod zu sich nehmen, sollten Sie Ihren Jodbedarf bestimmen lassen. Zu viel Jod kann Erkrankungen der Schilddrüse auslösen, vor allem Autoimmunerkrankungen wie Hashimoto-Thyreoiditis oder eine bestehende Erkrankung verstärken.

Tamarindenblätter

Die Blätter des Tamarindenbaums können Fluoride sehr wirksam aus der Zirbeldrüse und dem gesamten Körper ausleiten.[123,124] In Afrika, Asien und Indien zählt Tamarinde zu den gebräuchlichen Gewürzen, während wir sie hier meist nur als Zutat zur Worcestersauce kennen. In Form von Tee oder einer Tinktur leitet die Tamarinde Fluoride über den Urin aus. Bei Studienteilnehmern, die Tamarinde verabreicht bekamen, war die ausgeschiedene Menge deutlich höher als bei der Placebogruppe.

Bor (Boron) und Borax

Das Spurenelement Bor galt lange Zeit als unwichtig für den Menschen. Heute geht man davon aus, dass Bor ein essenzielles Spurenelement ist, das wir aufnehmen müssen. Bekannt ist die Rolle von Bor bei Arthritis, wo es zusammen mit dem Energieträger ATP Reparaturprozesse in der Zelle ermöglicht. Teilnehmer einer Studie von 2011 erhielten 2 Monate lang 6 Milligramm Bor täglich, worauf sich die Gelenkbeweglichkeit verbesserte und Gelenkschwellungen zurückgingen.[125] Nachgewiesen ist auch, dass in Ländern, in denen die Böden sehr wenig Bor enthalten, wie beispielsweise in Jamaika, mehr Arthrosefälle festgestellt wurden. Bor leitet Fluorid effektiv aus Knochen und Gelenken aus und kann bei Fluorose helfen.[126] Weitere Studien weisen darauf hin, dass Bor für den Knochenstoffwechsel[127,128] und das Gehirn wichtig ist.

Bor und Borax sind nicht dasselbe. Bor ist ein Spurenelement, Borax dagegen ein Mineral, das Bor enthält. Borax ist ein Nahrungsergänzungsmittel, das dem Körper hilft, die Aufnahme des Spurenelementes Bor zu verbessern. Halten Sie sich bei der Einnahme in jedem Fall an die Angabe des Herstellers, zu viel schadet!

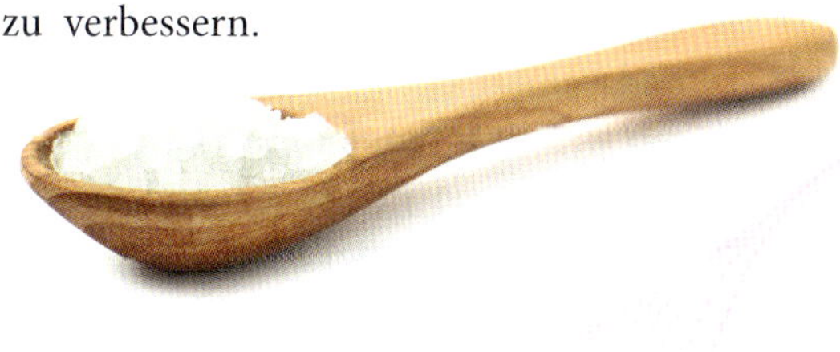

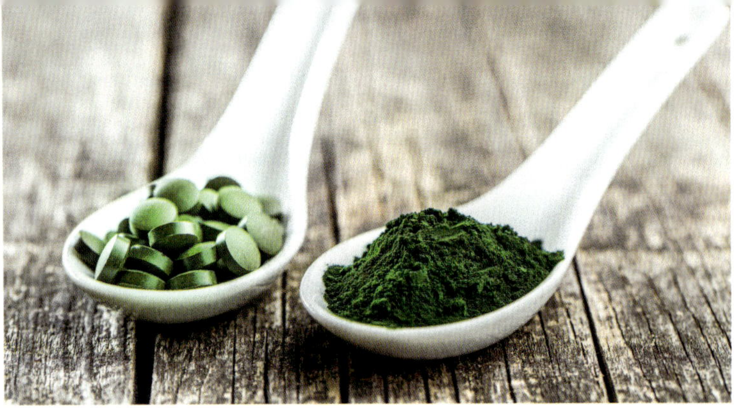

der Körper nicht selbst herstellen kann. Siliziummangel beschleunigt die Alterungs- und Abbauprozesse und verstärkt die Verkalkung der Zirbeldrüse.

Mit Chlorophyll, Chlorella, Spirulina und Gerstengras entkalken und entgiften

Chlorophyll

Der grüne Pflanzenfarbstoff ist die einzige bekannte natürliche Substanz, die das Licht der Sonne und damit Sonnenenergie aufnehmen kann – und in Chlorella, Spirulina und Gerstengras ist besonders viel enthalten. Chlorophyll unterstützt den ganzen Menschen, bis in den Zellkern hinein. Die wunderbare Substanz wirkt basisch und hilft, den Säure-Basen-Haushalt auszugleichen, wirkt antibakteriell, antiviral und hemmt Entzündungen. Sie verleiht Energie und unterstützt bei Antriebsschwäche und Erschöpfung. Chlorophyll verleiht ein frischeres und jüngeres Aussehen.

Chlorella

Die Süßwasseralge leitet Schadstoffe und selbst Quecksilber hocheffektiv aus den Zellen aus und bindet sie auch gleich.

Spirulina

Die Blaualge hat eine ähnliche Ausleitungskraft wie Chlorella. Sie kommt in stark alkalischen Salzseen, aber auch in Süßwasser vor.

Gerstengras

In Form von Gerstengrassaft und Gerstengrassaftpulver ist Gerstengras ein wunderbar basisches, nährstoff- und chlorophyllreiches Mittel, das von unverdaulichen Ballaststoffen gereinigt wurde und intensiv entgiftet.

Entkalken und entgiften mit Bärlauch, MSM, Koriander und Brennnessel

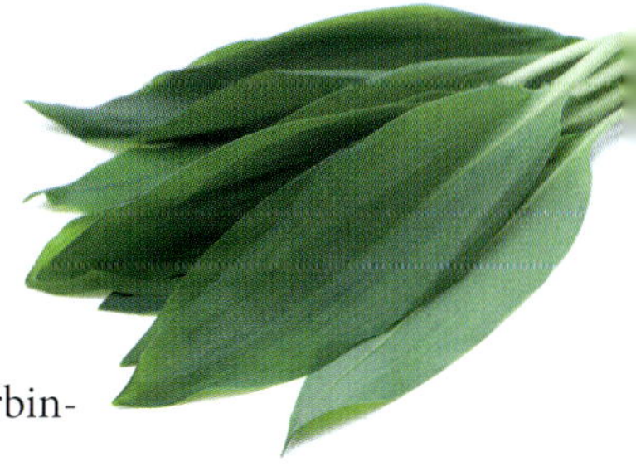

Bärlauch

Das Gewächs enthält große Mengen an Schwefel, der zur Ausleitung benötigt wird. Alternativ liefert die organische Schwefelverbindung MSM wertvollen natürlichen Schwefel.

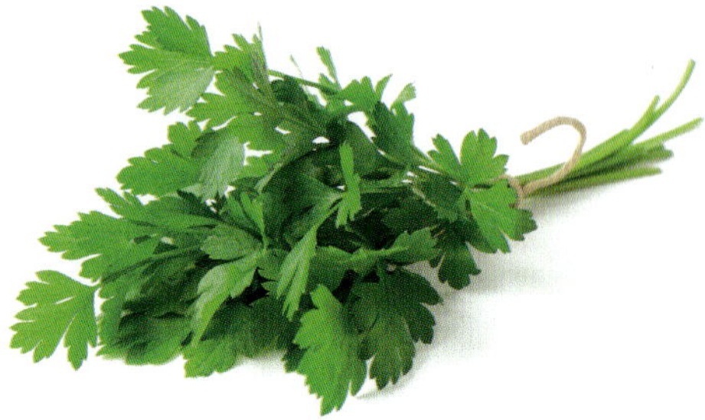

Koriander

Das Kraut kann Quecksilber lösen, bindet es jedoch nicht. Daher wird zusätzlich ein Bindemittel wie Zeolith benötigt.

Brennnessel

Die Brennnessel reinigt das Blut und wirkt stark entgiftend. Sie regt Galle und Leber an, entsäuert das Bindegewebe und stärkt das Immunsystem. Da sie stark entwässert, darf sie nicht zu lange angewendet werden. Eine 14-tägige Kur mit Brennnesseltee senkt die Harnsäurewerte.

Mit Glutathion, Alpha-Liponsäure und Kurkuma entgiften und entkalken

Glutathion

Das Tripeptid entgiftet und leitet Schadstoffe hocheffektiv aus. Es ist eines der stärksten Antioxidantien, die wir kennen. Etwa ab dem 40. Lebensjahr lässt die körpereigene Produktion meist nach.

Alpha-Liponsäure

Die Fettsäure ist sowohl fett- als auch wasserlöslich und kann in allen Körperbereichen aktiv werden. Sie wirkt stark entgiftend, unterstützt speziell die Ausleitung von Quecksilber und ist ein herausragendes Antioxidans. Alpha-Liponsäure kann die Blut-Hirn-Schranke überwinden und Schadstoffe auch in den Bereichen des Gehirns ausleiten, die nicht wie die Zirbeldrüse frei zugänglich sind.

Kurkuma

Die Gelbwurz enthält das wertvolle Kurkumin, dessen Wirkungen in Tausenden von Studien untersucht wurden.[130] Kurkumin unterstützt die Bildung von Glutathion und ist ein kraftvoller Radikalfänger. Mehr zu Kurkuma im Kapitel »Fluorid ausleiten« (Seite 154).

Kolloidales Gold und Zedernnussöl

Ausführliche Informationen zu kolloidalem Gold und Zedernnussöl finden Sie im Kapitel »Stoffe, die Ihre Zirbeldrüse aktivieren« (Seite 176). Sie lernen dort ihre beeindruckenden Wirkungen kennen, mit deren Hilfe Sie die Zirbeldrüse ebenfalls entgiften und entkalken können.

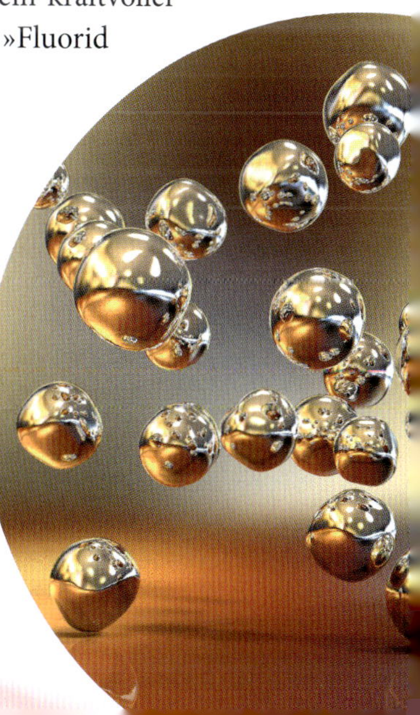

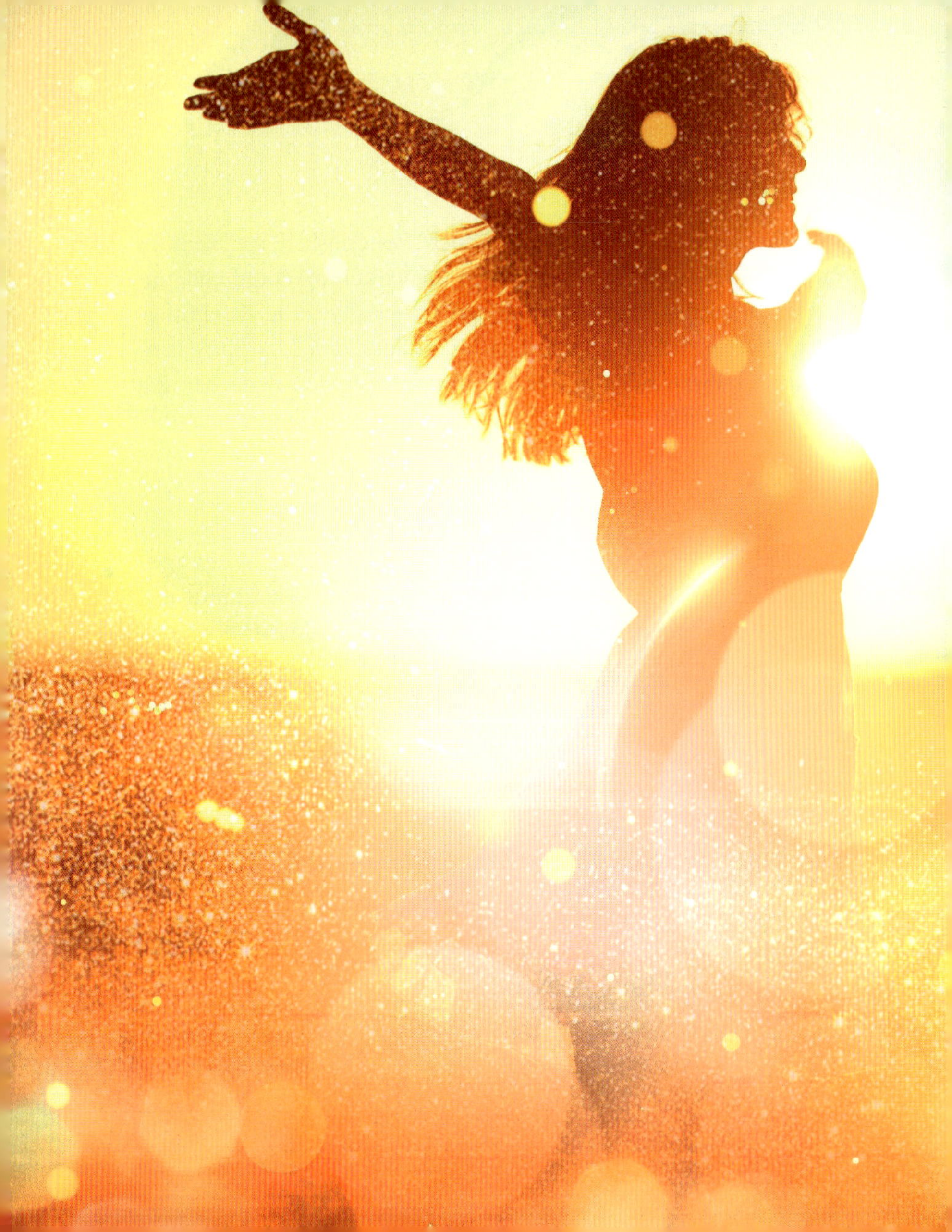

Was Sie sonst noch **tun können**

Handy, Computer, Fernsehen ...

Spätestens 1 Stunde bevor Sie schlafen wollen, sollten Sie elektronische Geräte wie Handy, Tablet, iPad, Computer und Fernseher ausschalten. Das gilt auch für die heute nicht mehr zu umgehenden LED-Lampen. Sie geben blaues Licht ab, das Ihrem Körper signalisiert, es sei noch Tag, und den natürlichen Schlaf-Wach-Rhythmus durcheinanderbringt. Bereits diese einfache Umstellung von Lebensgewohnheiten unterstützt die Melatoninproduktion.

Blaues Licht rangiert im elektromagnetischen Spektrum am äußersten Ende des für das menschliche Auge erkennbaren Lichts in der Nähe des nicht sichtbaren UV-Lichts. Es ist hochfrequentes, energiereiches Licht, das sich im Bereich von 400 bis 450 Newtonmetern bewegt und Körper und Augen auf Dauer nicht guttut. Die medizinische Datenlage zeigt deutlich, dass blaues Licht den Zellen der Netzhaut schadet und grauen Star (Makuladegeneration) auslösen kann. Blaues Licht erreicht die Zirbeldrüse über die Augen und beeinträchtigt die Produktion von Melatonin und anderen wichtigen Stoffen, was sich auf den Schlaf und viele weitere wichtige Vorgänge auswirkt. Besonders schädlich sind Energiesparlampen, die nicht nur starkes blaues Licht aussenden, sondern auch Quecksilber enthalten. Auf dem Handy, iPad oder Computerbildschirm können Sie die Lichtbelastung verringern, indem Sie die Helligkeit des Bildschirms in der Nacht herabsetzen. Außerdem helfen Anti-Blaulicht-Brillen mit farblosen Gläsern.

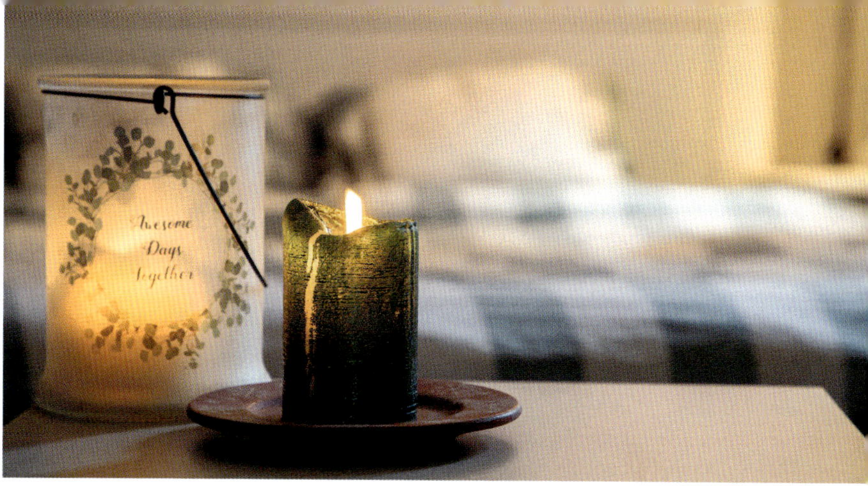

Entfernen Sie EMF-Quellen aus Ihrem Schlafzimmer

Wir sind von elektrischen, magnetischen und elektromagnetischen Feldern umgeben, auch unser Körper erzeugt elektrische Felder und Ströme. Nicht alles ist Elektrosmog: Die Sonne sendet elektromagnetische Strahlung zu uns, die durch die Erdatmosphäre gefiltert wird und Leben spendet. Das Erdmagnetfeld umgibt und durchdringt die Erde und hat eine fundamentale Bedeutung für das Leben von Menschen und Tieren. Diese Felder können jedoch auch künstlich erzeugt werden. Mobilfunk, WLAN, Stromleitungen, Sendemasten, Kabel und alle strombetriebenen Geräte erzeugen Felder, die unserer Gesundheit schaden. Der Unterschied liegt darin, mit welcher Frequenz die emittierende Quelle arbeitet, denn jedes Frequenzband hat eine andere Wirkung. Typische moderne EMF-Quellen, die nicht ins Schlafzimmer gehören, sind WLAN-Router, Mobiltelefone und Schnurlostelefone (DECT), sogenannte Smart Devices,

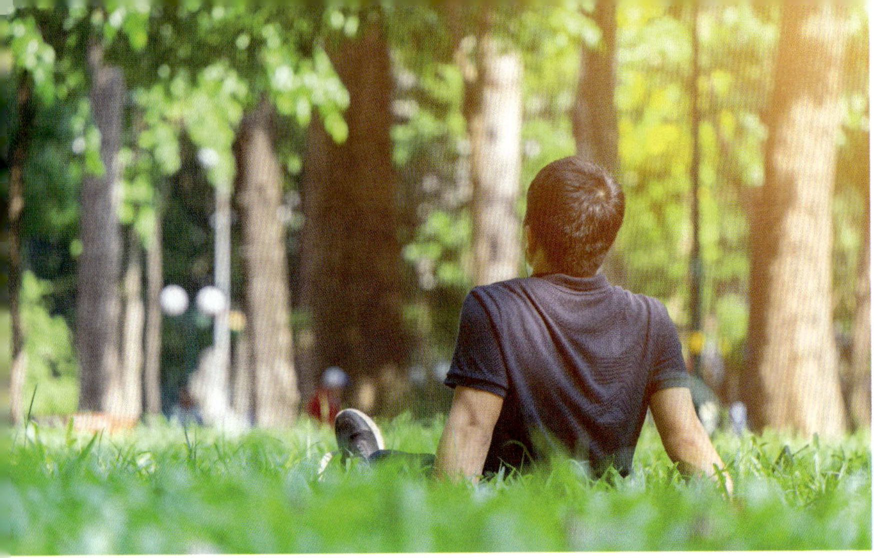

die über Bluetooth, Wi-Fi, Nahfeldkommunikation (NFC) oder Mobilfunk kommunizieren wie Smart TVs, Smartphones, Tablets, Smartwatches, Fitness-Tracker, digitale Assistenten wie Alexa, programmierbare Schalter und Hörgeräte. All diese EMF-Quellen, zu denen außerdem Mikrowellenherde und Induktionsherde zählen, wirken sich auch tagsüber ungünstig bis schädlich aus. Nachts sollten sie vermieden werden.

Genießen Sie das Licht der Sonne

Gönnen Sie sich regelmäßig Sonne. Gehen Sie nach draußen. Jede Form von Tageslicht unterbricht die Melatoninherstellung und setzt die Produktion der »Tagesstoffe« in Gang, wie zum Beispiel Serotonin, das die Zirbeldrüse braucht, um nachts genügend Melatonin erzeugen zu können.

Schlafen Sie in völliger Dunkelheit

Die Zirbeldrüse liebt die Dunkelheit. Straßenlaternen, Steckdosenlicht – jede noch so kleine Lichtquelle kann die Melatoninproduktion unterbrechen oder zumindest herabsetzen. Wählen Sie eine orange oder rote Glühbirne mit niedriger Wattzahl, wenn Sie eine Nachtbeleuchtung brauchen.

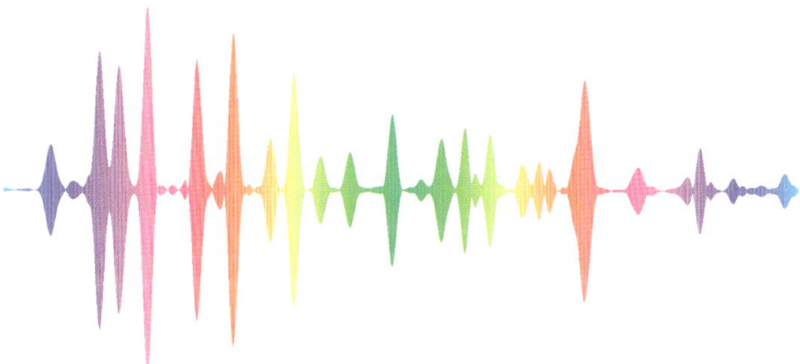

Lauschen Sie Musik, die in 432 Hertz schwingt

Unser Körper und unsere Zellen schwingen mit dem Grundton 432 Hertz. Musik in dieser Frequenz hat eine sehr beruhigende Wirkung, die tiefe Entspannung auslöst. 432-Hertz-Musik stimuliert die Zirbeldrüse und unterstützt Gesundheit und Heilung. Beispiele sind die Musik von Mozart, Verdi, Walgesänge, tibetische Klangschalen und Meditationsmusik. Im Internet finden sich viele Musikvideos, die in 432 Hertz gehalten sind.

Ernährung: Gutes essen, Schädliches weglassen

Nicht nur Ihre Zirbeldrüse profitiert davon, wenn Sie sich für biologische Nahrung entscheiden und Ihren Körper täglich bei seiner Entgiftungsarbeit unterstützen. Entgiftende und zellschützende Ernährung sollte zum täglichen Speiseplan gehören. Die Schadstoffbelastung und die Bildung freier Radikale in den Zellen durch Einflüsse von außen sind allerdings so hoch, dass die Ernährung heute kaum noch genügt. Außerdem muss der Darm gesund und aufnahmefähig sein, um die Nährstoffe aufschlüsseln und verwerten zu können. Die Verdauungsleistung sinkt bei vielen Menschen im Laufe der Jahre, es werden weniger Enzyme und Säfte gebildet, die für eine gute Verdauung nötig sind, bevor die Nahrung überhaupt in den Darm gelangt. Es ist hilfreich, dem Körper mehr Nährstoffe zu geben, als offizielle Richtwerte festlegen, weil davon auszugehen ist, dass nur ein Teil davon letztlich ankommt. Überschüssiges wird im Normalfall einfach ausgeschieden.

Sie können Melatonin in kleinen Mengen über die Ernährung aufnehmen. In einer 2017 veröffentlichten Untersuchung wurden Nahrungsquellen aufgelistet.[131] Dazu zählen Fleisch von Weidetieren und Hühnern aus biologischer Haltung, Wildlachs, Knoblauch, Ingwer, Obst und Gemüse, Saaten und Nüsse. Ananas und Bananen enthalten die Melatoninvorstufe Tryptophan.

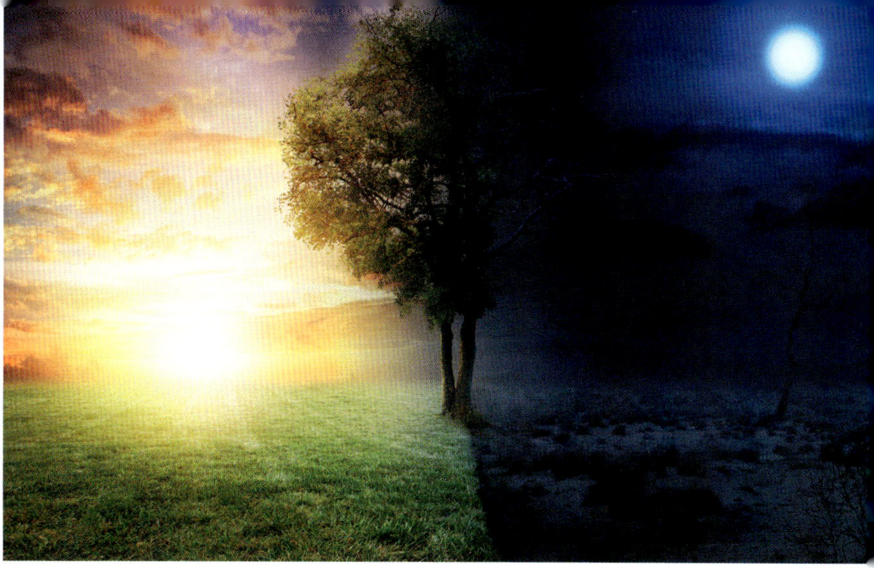

Folgen Sie dem natürlichen Tag-Nacht-Rhythmus

Es gibt vieles, was Sie für eine aktive und leistungsfähige Zirbeldrüse tun können. Das Wichtigste ist, wieder einen normalen Tag-Nacht-Rhythmus zu entwickeln und nicht die Nacht zum Tag zu machen. Die Möglichkeit, jederzeit Licht anschalten zu können, hat uns und unsere Lebensgewohnheiten verändert, und die meisten von uns werden kaum dauerhaft zum Verhalten der Menschen aus früherer Zeit zurückkehren, die bei Einbruch der Nacht zu Bett gingen und schliefen, und dann bei Tagesanbruch wieder aufstanden. Es kann allerdings ausgesprochen hilfreich sein, sich möglichst genau an diesen Rhythmus zu halten, als Kur und Auszeit sozusagen, bis sich die innere Uhr wieder reguliert hat. Auch danach ist es hilfreich, dem natürlichen Rhythmus wieder mehr Beachtung zu schenken.

Lernen Sie Stille und Dunkelheit schätzen

Ich liebe die Nacht.
Ohne die Dunkelheit würden wir
niemals die Sterne sehen.

Stephenie Meyer in *Twilight*

Es kann unglaublich erfrischend wirken, ein bis zwei Abende die einbrechende Dunkelheit zu genießen, ohne sie durch eine Lichtquelle zu vertreiben, noch nicht einmal mit einer Kerze. Wer nicht einfach meditativ im Dunkeln sitzen oder liegen möchte, kann entspannende Musik, eine geführte Meditation oder ein Hörbuch anhören oder bis zum Einschlafen dem Atem und dem Heben und Senken der Bauchdecke folgen.

Wie auch immer Sie Ihre Abende verbringen – reduzieren Sie Fernsehkonsum bis in die späte Nacht, schalten Sie Computer und Handy aus und lernen Sie die Schönheit von Dunkelheit und Stille kennen. Gespräche können im Dämmerlicht stattfinden. Eine solche Veränderung in den Gewohnheiten bringt Ihr Gehirn wie von selbst dazu, sich neu zu vernetzen, denn Sie lernen, sich anders zu bewegen, bemerken neue Sinneswahrnehmungen und spüren, wie sich Hören und Sehen im Dunkeln schärfen und sich der Tastsinn und Ihr Gefühl für räumliche Proportionen verstärken. Die Dunkelheit nährt die intuitiven Kräfte.

Einfach mal nichts tun

»Die besten Ideen kommen einem in der Badewanne«, dieses Einstein zugeschriebene Zitat ist wohl nicht von ihm, es fasst aber zusammen, dass Kreativität, für die auch die Zirbeldrüse steht, nicht in der Hektik des Tages erfahren werden kann. Der spirituelle Lehrer Adyashanti berichtet von der Kunst des »Porch Sittings«, einem meditativen Sitzen auf der Veranda, die entlang amerikanischer Häuser verläuft. Auch wir können die Ereignisse des Tages in Ruhe Revue passieren und hinter uns lassen, gleich, wo sich unsere persönliche Veranda befindet. Ein Zitat aus dem Zen-Buddhismus lautet:

Still sitzen
Nichts tun
Der Frühling kommt
Das Gras wächst von allein.

Die Erfahrung, dass wir nicht immer für alles verantwortlich sind und schon gar nicht alles in unseren Händen liegt, kann sehr befreiend sein und uns für die spirituellen Energien und Erfahrungen öffnen, die uns die Zirbeldrüse schenken kann.

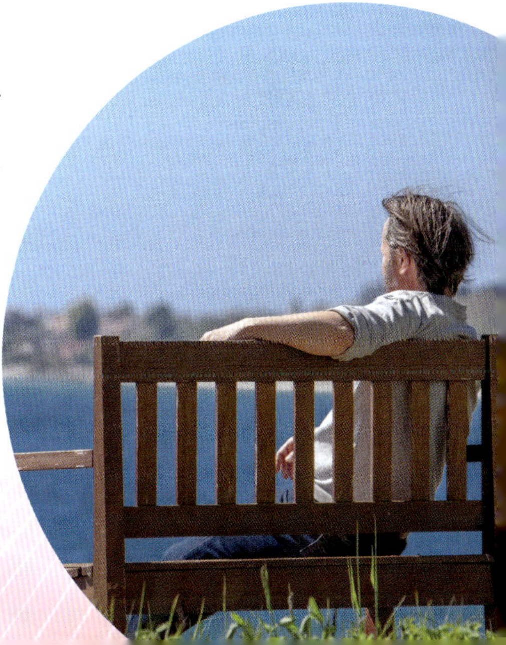

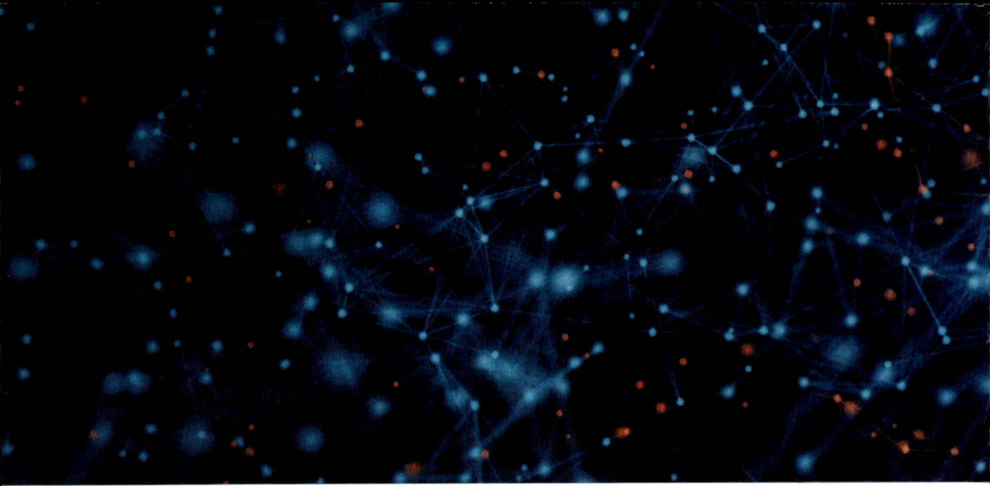

Die Dunkelraum-Erfahrung

> *Frei von Verlangen, kannst du das verborgene Geheimnis sehen. Wenn du Verlangen verspürst, kannst du nur sehen, was real für die Augen ist. Doch Mysterium und Realität entspringen der gleichen Quelle. Diese Quelle wird Dunkelheit genannt. Dunkelheit, geboren aus der Dunkelheit. Der Anfang allen Verstehens.*
>
> Laotse im Tao Te King, 1. Kapitel

Gestresste Manager haben sie erfolgreich ausprobiert: die Erfahrung, mehrere Tage und Nächte in völliger Dunkelheit zu verbringen. Allein oder in einer Gruppe, mit einem Lehrer, mit dem einmal am Tag ein Gespräch geführt wird. Manchmal wird gesungen, gechantet oder meditiert. Die Methode geht auf einen alten Selbstfindungsweg zurück. Indische und taoistische Mystiker verbrach-

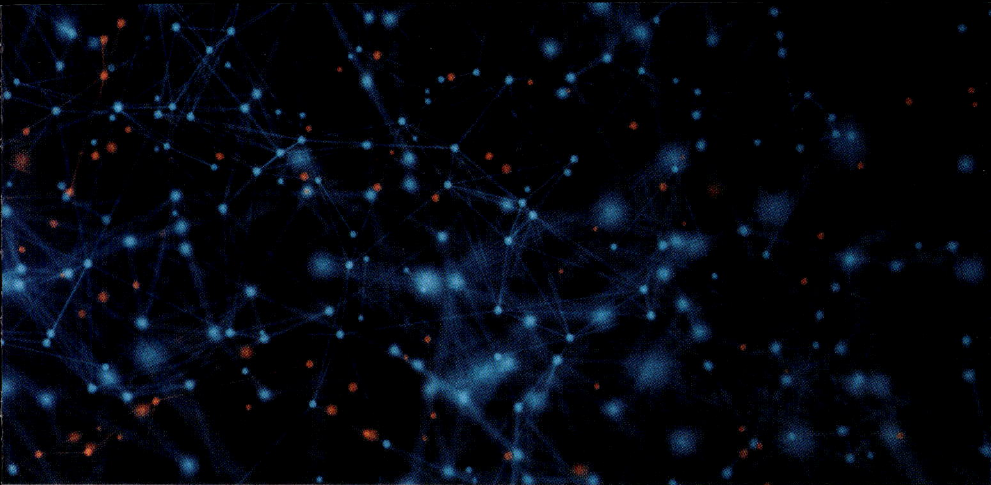

ten Zeiten in Höhlen in absoluter Dunkelheit. In Tibet kennt man den Tibetischen Nachtyoga. Der ungewohnte Entzug von optischen Sinneseindrücken verändert die Chemie des Hirns. Zunächst wird mehr Melatonin produziert, vorausgesetzt die Nahrung liefert genügend Tryptophan. Nach etwa 3 Tagen, manchmal früher, erkennt der Körper, dass genügend Melatonin vorhanden ist, und beginnt, Pinolin, 5-MeO-DMT und DMT zu produzieren. Nun beginnt die Zeit der Bilder, Visionen und spirituellen Erfahrungen.

Die Dunkelraum-Erfahrung kann mit einem ganz klaren, spirituellen Ziel unternommen werden. Doch schon eine relativ kurze Zeit im Dunkeln löst Spannungen und Stress, senkt den Cortisolspiegel und verhilft zu einer tiefen Entspannung. Wenn Sie einfach abends im Bett ab und zu mehr Zeit im Dunkeln verbringen, kommt Ihnen der Dunkelraum-Effekt bereits zugute.

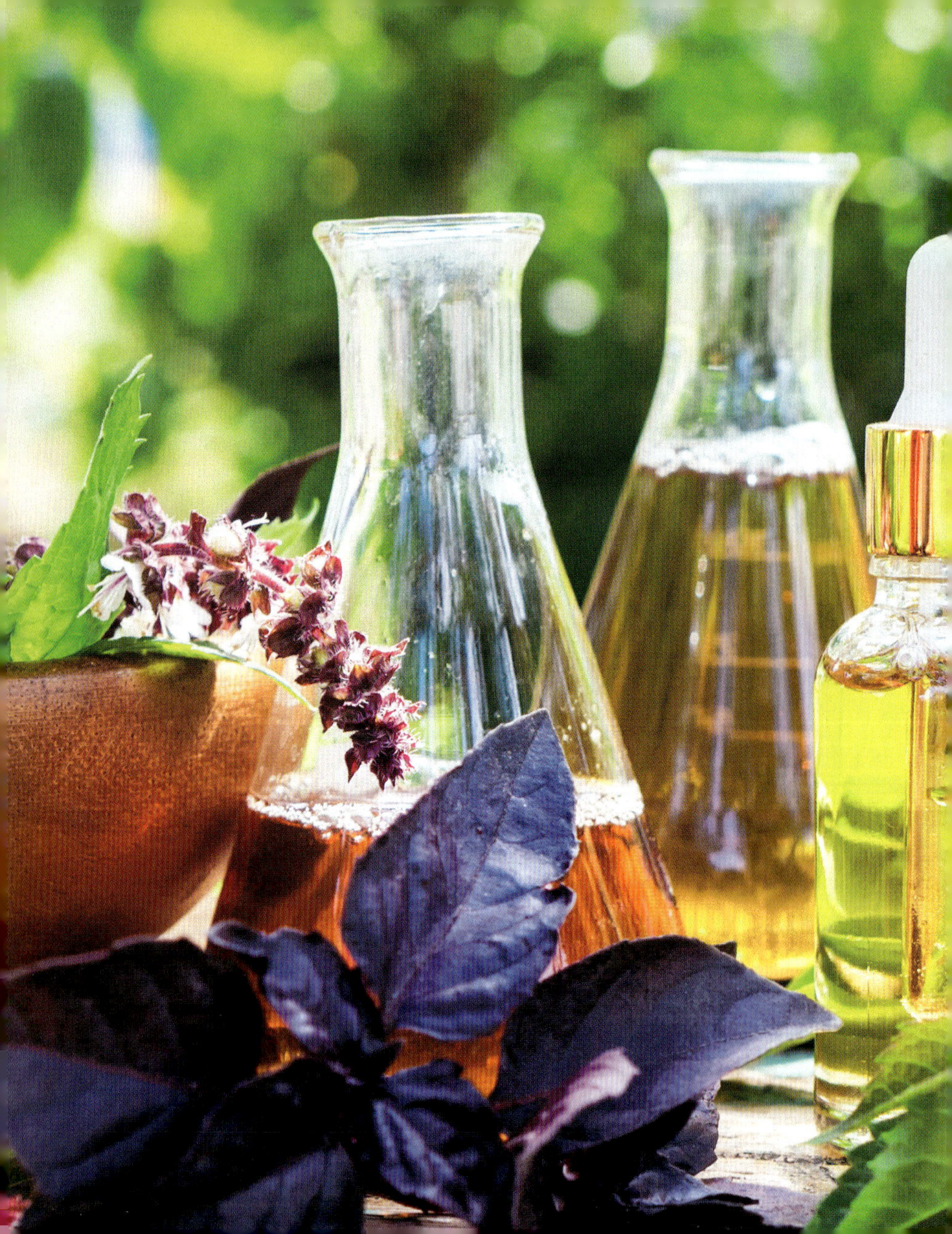

Stoffe, die Ihre **Zirbeldrüse aktivieren**

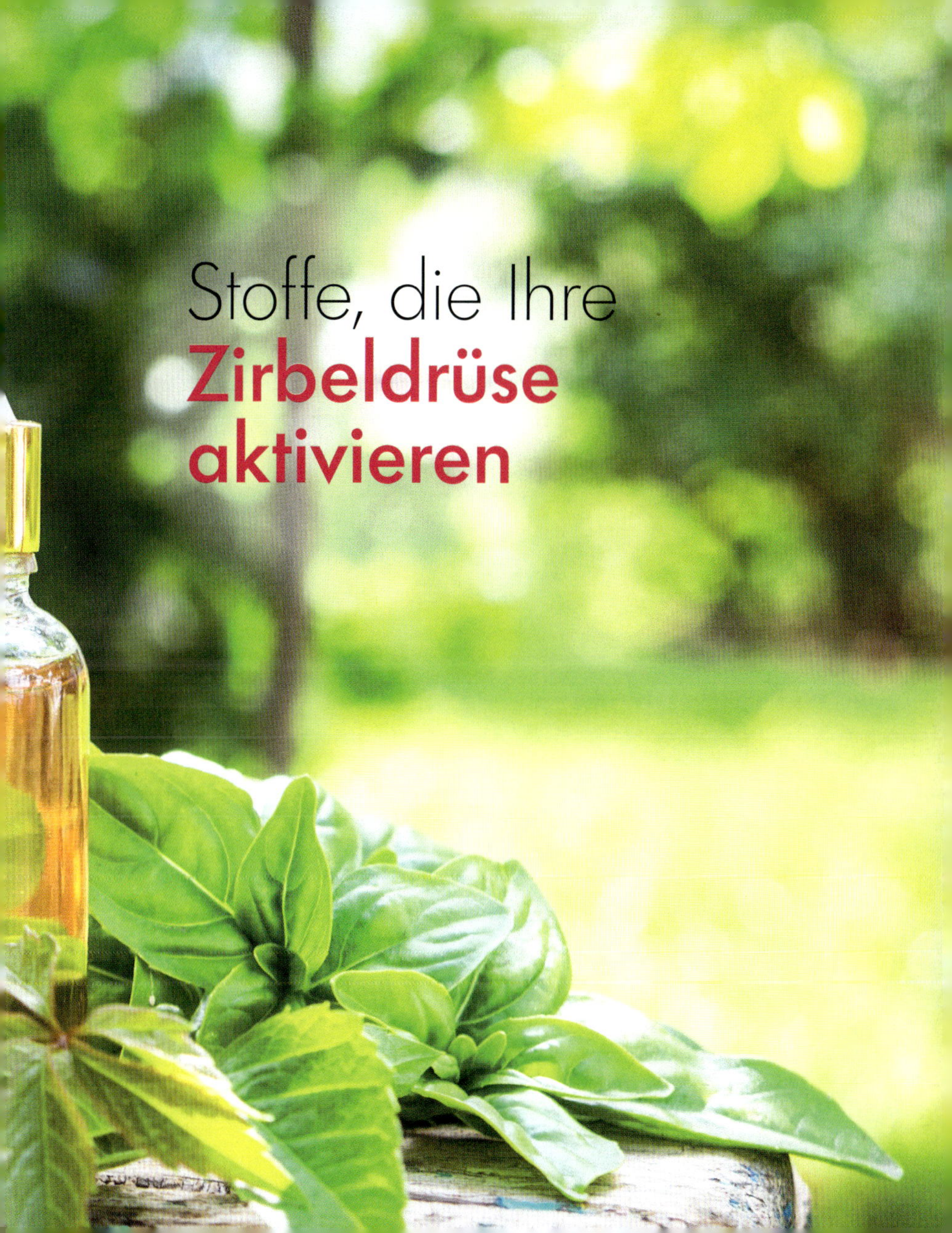

Melatonin – das Schlüsselhormon einnehmen

Wenn der sinkende Melatoninspiegel ganz unterschiedliche Symptome und Erkrankungen mit sich bringt, wenn die Mitochondrien schwächer werden und die Energie schwindet, wenn das Immunsystem mit fehlerhaften Entzündungsreaktionen und Infektanfälligkeit reagiert, wenn neurologische Beschwerden auftreten und vieles mehr, dann wird medizinisch meist an anderer Stelle gesucht. Schlafstörungen sind der einzige Bereich, bei dem heute häufiger an den Melatoninspiegel gedacht wird.

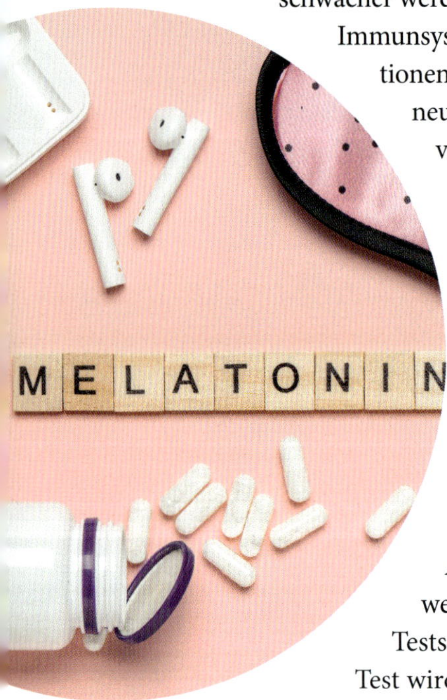

Melatoninspiegel messen

Den Melatoninspiegel kann man auf drei Arten messen: im Blut, im Urin und im Speichel. Blut muss von einem Arzt oder Heilpraktiker abgenommen werden, für Urin und Speichel gibt es Tests, die man im Internet kaufen kann. Der Test wird an ein Labor geschickt und einige Zeit später erhält man das Ergebnis. Tagsüber beträgt der durchschnittliche Melatoninspiegel 10 Pikogramm pro Milliliter. Nachts liegt er bei 100 Pikogramm pro Milliliter, kann aber auch deutlich darüber oder darunter liegen.

Bei den meisten Menschen ist der Melatoninspiegel während des Tages ziemlich ähnlich. In der Nacht dagegen zeigen sich große Unterschiede. Entscheidend ist die Melatoninmenge während der Nacht, denn sie ist der Bote für alle Zellen, in den der Nacht entsprechenden Modus umzuschalten. Diese Tag-Nacht-Veränderung ist in jeder Hinsicht fundamental für unsere Gesundheit. Es ist daher sinnvoll, den Melatoninspiegel auch in der Nacht zu messen. Das geht im Normalfall über den Urin oder den Speichel, da nachts selten die Möglichkeit besteht, Blut abzunehmen.

Die richtige Zeit für die Einnahme

Die beste Zeit, um Melatonin einzunehmen, ist 30 Minuten bis 1 Stunde bevor man schlafen möchte. Nehmen Sie Melatonin nicht am Tag, denn es macht müde und setzt die Energie und Konzentrationsfähigkeit herab. Nicht umsonst stellt der Körper die Melatoninproduktion bei Tageslicht ein und wechselt zu aktivierenden Hormonen wie Serotonin, Dopamin und Cortisol.

Wie viel einnehmen?

3 Milligramm Melatonin verhelfen zu einem tiefen und entspannten Schlaf und werden in der Regel gut vertragen. Studien haben gezeigt, dass die ohnehin wichtigen Spurenelemente Zink und Selen ebenfalls einen guten Schlaf fördern und Melatonin in seiner Wirkung unterstützen. Sinnvoll ist auch, den Vitamin-B_{12}-Spiegel zu erhöhen, da das Vitamin die Nerven und das seelische Wohlbefinden stärkt.

Tryptophan und Kohlenhydrate

Kohlenhydrate machen schläfrig. Eine im *American Journal of Clinical Nutrition* publizierte Studie kam zu dem Ergebnis, dass kohlenhydratreiche Mahlzeiten am Abend den Einschlafvorgang verkürzen. Keine der Testpersonen hatte Schlafprobleme. Am schnellsten schliefen die Teilnehmer ein, die 4 Stunden vor dem Zubettgehen gegessen hatten. Die Forscher vermuten, dass Kohlenhydrate den Tryptophan- und Serotoninspiegel im Gehirn erhöhen.[141] Eine Erklärung für die günstige Wirkung von Kohlenhydraten ist, dass Tryptophan zwar mit anderen Aminosäuren um die Aufnahme im Gehirn konkurriert, aber wenn Kohlenhydrate zusammen mit Protein (zum Beispiel Fleisch, in dem Tryptophan enthalten ist) gegessen werden, lösen sie die Freisetzung von Insulin aus. Insulin hilft Tryptophan, die Blut-Hirn-Schranke zu überwinden und leichter einzuschlafen.

Milch mit Honig – ein altes Hausmittel

Das gute alte Hausmittel »warme Milch mit Honig« für eine gute Nachtruhe beruht auf dem Tryptophangehalt der Milch. Honig enthält viele Kohlenhydrate, die den Insulinspiegel ansteigen lassen. Dadurch werden die BCAA-Aminosäuren, mit denen Tryptophan um die Aufnahme ins Gehirn konkurrieren muss, in den Muskelzellen verwendet, und der Weg für Tryptophan ins Gehirn ist frei. Dort kann es dann Serotonin und schließlich Melatonin bilden.

Krillöl – Spitzenreiter an Omega-3-Fettsäuren

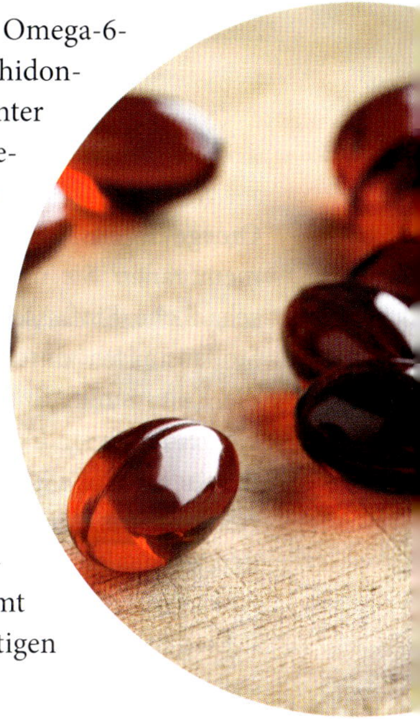

Die Zirbeldrüse braucht große Mengen an Omega-6- und Omega-3-Fettsäuren, besonders Arachidonsäure und DHA, sonst leiden ihre Zellen unter einem Mangel. Viel Arachidonsäure ist in tierischen Lebensmitteln enthalten. Sie kommt auch in Butter, Käse, vollfetten Milchprodukten, Fisch und Eiern vor, und eine Reihe Öle, Saaten und Nüsse liefern Omega-6. Was aber ist mit den so dringend benötigten Omega-3-Fettsäuren? Wenn Omega-3-Fettsäuren fehlen, sinkt der Melatoninspiegel in der Nacht und steigt erst wieder an, wenn Omega-3 verabreicht wird.

Krillöl enthält die wertvollen Omega-3-Fettsäuren DPA und EPA und insgesamt eine einzigartige Kombination von wichtigen Wirkstoffen:

- die kostbaren Omega-3-Fettsäuren EPA und DHA, gebunden an Phospholipide,
- den hocheffektiven Radikalfänger Astaxanthin,
- den Nährstoff Cholin, der heute als essenziell gilt und
- Vitamine wie Vitamin E, A und D.

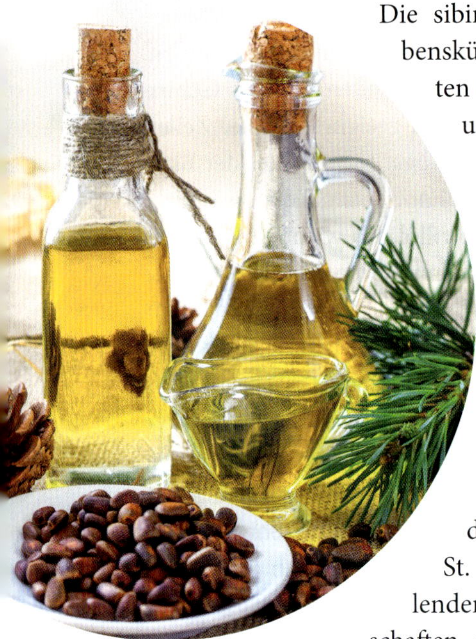

Die sibirische Zirbelkiefer ist ein Überlebenskünstler. Sie kann unter schwierigsten Bedingungen bis zu 50 Meter hoch und mehr als 800 Jahre alt werden. Die Nüsse entwickeln sich in den Zapfen und müssen in einem aufwendigen Verfahren von Hand gepflückt werden. Zirbelkiefern wachsen nur wild im kalten Hochgebirge und sind deshalb frei von Düngemitteln und Chemie. Studien an der Sibirischen Staatlichen Medizinischen Universität der Stadt Tomsk und der Medizinischen Akademie in St. Petersburg belegen einige der heilenden und gesundheitsfördernden Eigenschaften, die die Volksmedizin der Zirbelkiefer zuordnet. Wissenschaftler fanden heraus, dass der hohe Gehalt an essenziellen Fettsäuren den Cholesterinspiegel senkt. Zweimal täglich 3 Gramm Zedernnussöl genügten, um das Gesamtcholesterin zu senken. Das wünschenswerte HDL-Cholesterin nahm dabei um 19 Prozent zu, während das LDL-Cholesterin um 17 Prozent sank. 100 Gramm Zedernnüsse decken den täglichen Bedarf an Aminosäuren sowie an Magnesium, Kupfer, Kalium, Kobalt, Zink, Eisen und Jod. Außerdem sind fast alle vom Menschen benötigten Vitamine enthalten, vor allem Vitamin E.

Zedernnüsse – Informationsspeicher für eine allumfassende Heilwerdung

Nicht nur die wertvollen Inhaltsstoffe machen Zedernnüsse zu einem besonderen Heilmittel. In den Nüssen ist eine Energieinformation gespeichert, die sie »zu einem wichtigen Impulsgeber für die gesamte Funktionalität des Körpergeschehens machen. Für uns sind die Zedernnüsse aus der Taiga spirituelle Energieboten«, so Anne Hübner von der Heilerschule in Roth bei Stromberg. »Sibirische Zedern sind Lichtenergieinformanten, weil sie den siebten Strahl der Sonne in sich speichern und somit den Zellen des Menschen ihre Erinnerung zurückgeben. Dies ist ein Heilimpuls, wodurch die Ordnung in der Körperchemie wieder hergestellt wird. Die Impulsgabe dient den Selbstheilungskräften, die dann ihr Heilungswerk vollbringen können. Die Nüsse und das daraus gewonnene Öl sind ein Informationsspeicher für eine allumfassende Heilwerdung.«

Inhaltsstoffe

Zedernnüsse sehen Pinienkernen ähnlich, aber sie haben mit ihren Inhaltsstoffen eindeutig die Nase vorn:

- Rund 93 Prozent ungesättigte Fettsäuren, davon etwa 66 Prozent mehrfach ungesättigt
- Die mehrfach ungesättigten Omega-6- und Omega-3-Fettsäuren stehen in einem besonders günstigen Verhältnis zueinander

- Neben Linol- und Gamma-Linolensäure findet sich die mehrfach ungesättigte Pinolensäure[144], die nur in wenigen Lebensmitteln enthalten ist. Studien zufolge senkt Pinolensäure den Blutzuckerspiegel und den Cholesterinspiegel und trägt zur Vorbeugung gegen Herz-Kreislauf-Erkrankungen bei
- Der Proteingehalt liegt bei 19 Prozent mit einem hohen Anteil an Tryptophan und der schwefelhaltigen essenziellen Aminosäure Methionin
- Reichlich Vitamin E für den Zellschutz
- Folsäure für eine optimale Durchblutung und den Aminosäurestoffwechsel
- Eisen für die Sauerstoffversorgung, Durchblutung und die Immunabwehr
- Zink ist für das Immunsystem wichtig und als Bestandteil vieler Enzyme für den Stoffwechsel
- Mangan für das Immunsystem, die Energiebildung in den Mitochondrien, den Zellschutz, für Knochenwachstum, Blutgerinnung, Blutzuckerregulierung
- Außerdem Ölsäure, Eicosadiensäure, Palmitinsäure und weitere Stoffe

Zedernnüsse und Zedernnussöl haben zahlreiche Vorteile, die auch der Zirbeldrüse zugutekommen. Wer analog denkt, wird außerdem leicht die Ähnlichkeit zwischen der Zedernnuss und der Zirbeldrüse erkennen, was eine besondere Verbindung zwischen beiden schafft. Zedernnussöl unterstützt die Entgiftung der Zirbeldrüse und hilft, Verkalkungen aufzulösen.

CBD-Öl – die geheimnisvolle Welt der Endocannabinoide

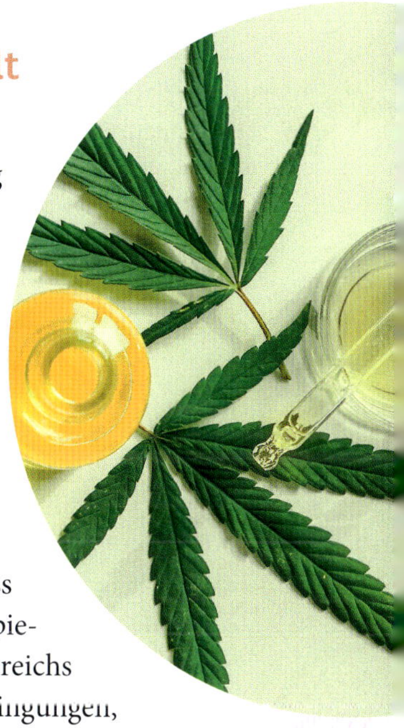

Als Forscher in den 1990er-Jahren die Wirkung von Cannabis auf den Menschen untersuchten, entdeckten sie ein lebenswichtiges System: das Endocannabinoid-System. Es ist ein Teil unseres Nervensystems und reguliert Schlüsselabläufe im Körper. Das Endocannabinoid-System sorgt für ein Gleichgewicht in den zahlreichen, dynamisch ablaufenden Vorgängen, die uns am Leben erhalten. In der Fachsprache nennt man dieses Gleichgewicht Homöostase. Sie sorgt beispielsweise dafür, dass die Körpertemperatur und der Blutzuckerspiegel innerhalb eines relativ engen, gesunden Bereichs aufrechterhalten werden, ebenso wie die Bedingungen, die die Zellen für ihre Aufgaben brauchen, und vieles mehr. Homöostase wird überall im Körper gebraucht und so ist das Endocannabinoid-System auch fast überall anzutreffen: in Geweben und Organen, im Rückenmark, im Nervensystem und im Gehirn, im Immunsystem, in den Geschlechtsorganen, im Darm usw. In einer bahnbrechenden Tierstudie entdeckten die Wissenschaftler, dass die Zirbeldrüse ein eigenes Endocannabinoid-System besitzt. Die Forscher fanden sowohl die Cannabinoid-Rezeptoren CB1 und CB2 als auch Endocannabinoide, dem Cannabis ähnliche Substanzen, die der Körper selbst herstellt.[145]

Das Endocannabinoid-System ist inzwischen ein wichtiger Bereich der medizinischen Forschung, und damit auch die Phytocannabinoide, wie sie im CBD-Öl vorkommen. Es gibt zahlreiche Belege dafür, dass ein breites Spektrum an Erkrankungen mit Cannabinoiden ausschließlich oder begleitend behandelt oder Symptome gelindert werden können.

CBD-Öl (Cannabinoid-Öl) ist eine nicht psychoaktive Substanz aus der Cannabispflanze, mit großem therapeutischem Potenzial. Der vielseitige Einsatz von CBD beruht auf der systemregulierenden Wirkung, die überschießende Reaktionen ebenso wie Unterfunktionen ins Gleichgewicht bringt, auch im Immunsystem. Schlafprobleme können die Folge einer Störung im Endocannabinoid-System sein, wodurch die Melatoninausschüttung sinkt. Das CBD-Öl regt die Zirbeldrüse an, Melatonin freizusetzen, und die Cannabinoide helfen dabei, die Tiefe und Dauer des Schlafes zu regulieren.

CBD-Öl einnehmen

CBD-Öl sollte hochwertig und aus biologischem Anbau sein. Man beginnt mit 1 Tropfen unter der Zunge, um sich an die Wirkung zu gewöhnen. Das Öl wird in kurzer Zeit über die Mundschleimhaut aufgenommen und kann seine Wirkung rasch entfalten. Je nach persönlicher Reaktion kann die Dosis auf 3 und mehr Tropfen erhöht werden. Bei einem 10-prozentigen Öl genügen in der Regel 3 Tropfen unter der Zunge am Abend vor dem Schlafen. In der Regel wird CBD-Öl gut vertragen. In seltenen Fällen berichten Anwender von Müdigkeit am Tag, Übelkeit oder Durchfall. Achten Sie bei der Einnahme auf die Kombination mit Medikamenten. Zusätzliche sedierende Medikamente können die Wirkung so verstärken, dass sie als unangenehm empfunden wird.

Kolloidales Gold – heilende Teilchen im Schwebezustand

Kolloidales Gold gehört zu einem erstaunlichen und wichtigen Teil unserer Welt, der Welt der Kolloide. Das sind winzigste Teilchen mit faszinierenden Eigenschaften. Sie sind so klein, dass sie weder für das bloße Auge sichtbar sind, noch unter dem Lichtmikroskop auftauchen, denn sie bestehen aus nur einem bis wenigen Atomen. In einer kolloidalen Lösung sind sie gelöst, verbinden sich jedoch weder mit der Lösung, noch lösen sie sich darin auf. Sie schweben durch ihre elektrische Ladung. Kolloide kommen in der Natur vor, zum Beispiel in Blut, Rauch und Nebel. Aber sie können auch durch ein entsprechendes technisches Verfahren hergestellt werden.

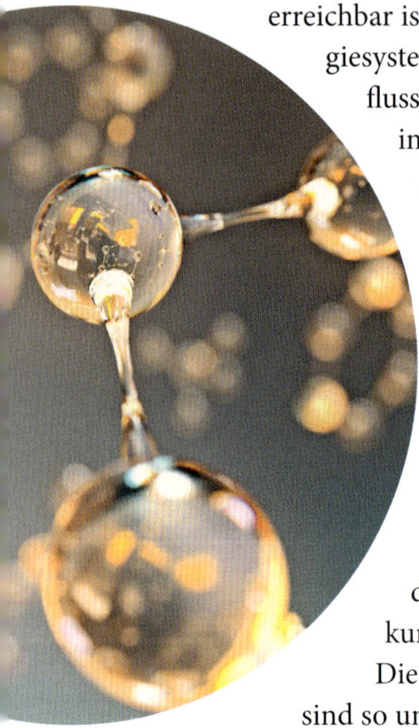

Kolloidales Gold hat spektakuläre Eigenschaften. Die Kolloide können jeden Bereich des Körpers erreichen, selbst das Gehirn, das wegen der Blut-Hirn-Schranke nur für wenige Vitalstoffe erreichbar ist. Goldkolloide wirken auf das gesamte Energiesystem des Körpers und verbessern den Energiefluss, wodurch sie Körper, Seele und Geist wieder ins Gleichgewicht bringen, die Lebensenergie steigern, Heilungsprozesse anregen und das Erbgut positiv beeinflussen. Im Gehirn intensivieren sie die Reizweiterleitung zwischen den Nervenzellen und erhöhen die Konzentrations- und Denkleistung sowie die geistige Klarheit. Kolloidales Gold verbessert die motorischen Fähigkeiten, stärkt Sexualorgane und Libido und kann bei vielen Krankheiten angewendet werden. Die Goldkolloide aktivieren die Zirbeldrüse und helfen, Ablagerungen und Verkalkungen zu entfernen.

Die Wirkungen dieses besonderen Heilmittels sind so umfangreich, dass hier nur einige genannt werden können. Für ihre Vielzahl gibt es eine einfache Erklärung: Der Informationsfluss im Körper findet in erster Linie durch den Fluss von Elektronen statt. Kolloidales Gold besitzt eine elektrische Ladung und bringt diesen Energiefluss in Schwung und damit alle Schwingungsmuster im Organismus mit weitreichenden Wirkungen auf Psyche, Gehirn und den allgemeinen Gesundheitszustand. In traditionellen Heilsystemen wie der TCM hat der freie Energiefluss im Körper oberste Priorität. Krankheiten werden als Blockaden in diesem Fluss betrachtet. Etwas staut sich, erzeugt an unversorgten Stellen Mangel, der Organismus gerät aus dem Gleichgewicht. Kolloidales Gold vermag diese Blockaden aufzulösen und der Heilungsprozess kann beginnen.

Traditionell wird der Einnahme von Gold eine lebensverlängernde Wirkung zugesprochen. Mittel, die wirklich verjüngen können, setzen an den Schaltstellen des Organismus an. Kolloidales Gold aktiviert und regeneriert die Drüsen und belebt vor allem die Zirbeldrüse. Es erreicht alle Zellen und die Zellzwischenräume, aktiviert und beruhigt das Nervensystem und gleicht die Temperaturlage des Körpers aus. Hitzewallungen, Kältegefühle und nächtliches Schwitzen werden reguliert. Durch die Stimulation der Nervenzellen, die nicht nur im Gehirn stattfindet, sondern im gesamten Körper, lassen nervöse Spannungen nach. Auch die Kreativität beginnt neu zu fließen und die Lebenskraft nimmt zu.

Kolloidales Gold und die Zirbeldrüse

»Das Gold ist verdichteter Sonnenstrahl und steht in unmittelbarem Zusammenhang mit der Sonne«, sagte Rudolf Steiner, und weiter: »Gelb ist das Ausstrahlende.« Kolloidales Gold gibt der Zirbeldrüse auf der physischen Ebene ihre Lebendigkeit und Kraft zurück und erhöht die Melatoninproduktion, die mit all ihren Wirkungen in den gesamten Körper ausstrahlt. Es belebt die piezoelektrischen Eigenschaften der Zirbeldrüse, stärkt unsere Intuition und unsere

Verbindung zu Informationen und Schwingungen außerhalb unserer selbst. Seit Tausenden von Jahren wird die Zirbeldrüse als Organ der spirituellen und außersinnlichen Wahrnehmung betrachtet. Dieses »Dritte Auge« gilt als Tor zu höchster Bewusstheit und als Fenster, das den Blick in andere Dimensionen eröffnet. Was könnte diese Verbindung besser herstellen als das Metall der Sonne?

Kolloidales Gold – die Einnahme

Im Normalfall empfehlen sich Konzentrationen von 1–5 ppm, die mit einem Gerät auch selbst hergestellt werden können. Die Abkürzung ppm steht für *parts per million* und bedeutet, dass bei der genannten Konzentration 1–5 Anteile kolloidales Gold in 1 Million Anteile Wasser enthalten sind. Die übliche Dosis für einen Erwachsenen beträgt 1–2 Teelöffel kolloidales Gold in der gewünschten Konzentration pro Tag. Sie kann bei Bedarf auf 4 Teelöffel erhöht werden, im Einzelfall auch höher. Die optimale Dosis sollte jeder für sich austesten beziehungsweise mit einem Arzt oder Heilpraktiker besprechen, der für alternative Heilmethoden offen ist. Beginnen Sie mit einer Menge von 1–2 Teelöffeln pro Tag für 2–3 Wochen und steigern Sie die Menge, wenn Sie die Wirkung verstärken möchten.

Die Einnahme sollte am Morgen vor dem Frühstück erfolgen. Behalten Sie das Goldwasser 1–2 Minuten im Mund, da der größte Teil über die Mundschleimhaut aufgenommen wird. Frühstücken Sie für eine optimale Aufnahme erst 15–20 Minuten später. Verwenden Sie keinesfalls einen Metalllöffel, da das die Ladung beeinträchtigen kann! Wählen Sie einen Plastik- oder Holzlöffel.

Kolloidales Gold ist ein generell stärkendes Mittel und kann langfristig eingenommen werden. Über Langzeitwirkungen (mehr als 1 Jahr) liegen bisher keine wissenschaftlichen Studien vor, deshalb ist es sinnvoll, selbst oder zusammen mit einem Arzt oder Heilpraktiker darauf zu achten, ob und wann Sie eine Einnahmepause machen sollten. Längerfristig ist eine Dosis von 1 Teelöffel meist ausreichend.

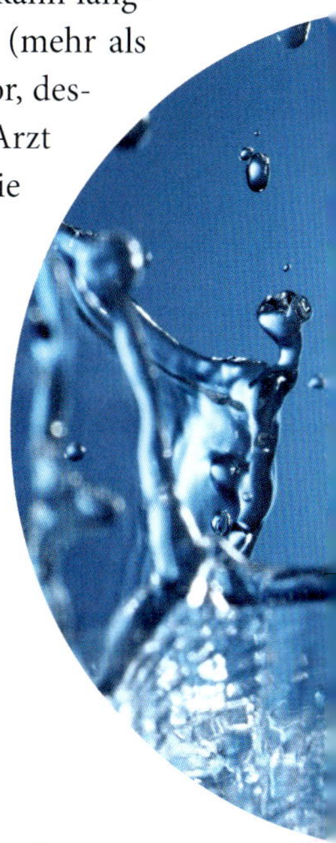

Hexagonales Wasser – optimal strukturiertes Wasser für die Zellen

Die vier Aggregatzustände des Wassers

Chaotisches Wasser zerstört Gesundheit – strukturiertes Wasser fördert Gesundheit.

Masaru Emoto

Allgemein bekannt sind drei Formen, in denen Wasser vorkommt: fest (gefroren), flüssig und gasförmig (Dampf). Es gibt jedoch noch eine vierte Form, die auch als strukturiertes Wasser bezeichnet wird. In seinem bahnbrechenden Buch *Wasser – viel mehr als H_2O* beschreibt Dr. Gerald H. Pollack die charakteristischen Eigenschaften dieses Aggregatzustandes, den er als vierte Phase bezeichnet. Strukturiertes Wasser ist die Grundlage des biologischen Lebens. Das Wasser in unseren Zellen existiert in dieser Phase und seine Struktur ist entscheidend für die Gesundheit der Zellen und des gesamten

Körpers. Die Zellteilung, die Abläufe in der DNA, die Energieproduktion und die Wirkung von Hormonen und Neurotransmittern bis hin zu unseren Gedanken und Gefühlen hängen von der Qualität des Wassers in den Zellen ab. Proteine und die DNA in unseren Zellen arbeiten korrekt, wenn sie Formen bilden können, die nur durch die richtige Art von Wasser in den Zellen entstehen können.

Die Forschungen von Dr. Alexis Carrel

> *Voraussetzung, damit die Zelle ewig währt, ist die regelmäßige Erneuerung der extrazellulären Flüssigkeit. Nicht jedes Wasser kann ›ewiges Leben‹ gewährleisten. Der Unterschied zwischen einer biologisch aktiven Zellflüssigkeit und gewöhnlichem Wasser besteht in dessen physikalischer Struktur, der räumlichen Anordnung seiner Moleküle (Geometrie). Eine Störung dieser Ordnung ist mit Krankheiten verbunden.*
>
> Dr. Alexis Carrell, Nobelpreisträger für Medizin und Physiologie

1912 erhielt der französische Biologe und Chirurg Dr. Alexis Carrel den Nobelpreis für Medizin und Physiologie. Es war ihm gelungen, die Zellen eines Hühnerherzens 34 Jahre lang am Leben zu erhalten, indem er das Wasser um diese Zellen herum – das extrazelluläre Wasser – ständig von Schadstoffen reinigte. Zellen altern, weil sie mit schlechtem Wasser belastet sind, das nicht in seiner natürlichen hexagonalen Form vorliegt, das zeigt Dr. Carrels Experiment in beeindruckender Weise.

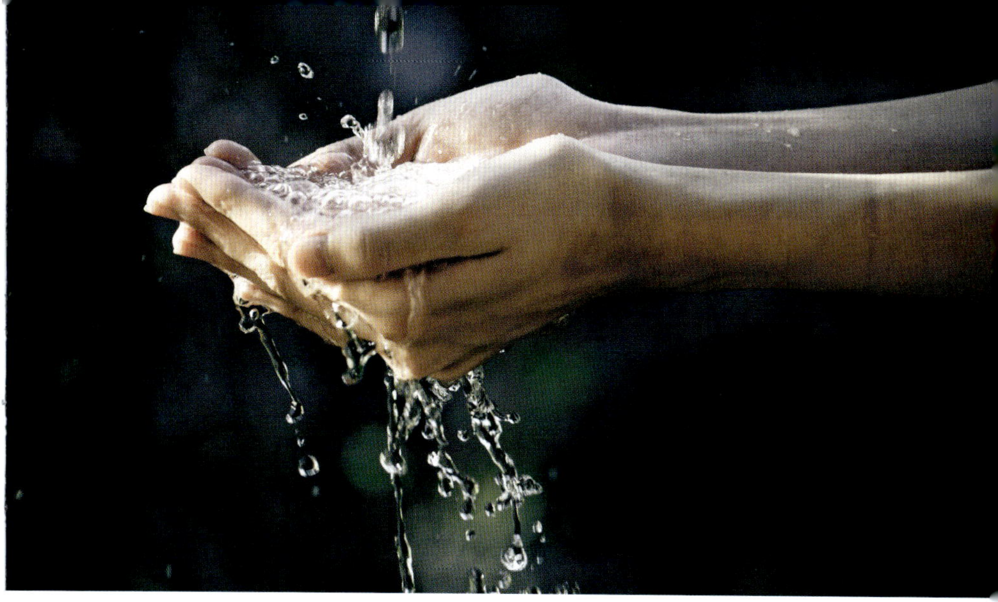

Karl Trincher: Wasser und die Entstehung von Krebs

In seinem Buch *Wasser: Grundstruktur des Lebens und Denkens* formulierte der Arzt und Biologe Karl Trincher eine weitere, sensationelle Erkenntnis zur Entstehung von Krebs: »Tumore entstehen durch die Zerstörung der Wasserstruktur in der Zelle, also im intrazellulären Wasser. Es bildet sich ein ›Herd aus nicht lebendem Wasser‹ innerhalb des ›lebenden‹, quasi-kristallinen energetisierten Zellwassers. Dieser wirkt als permanenter Reiz auf die Zelle, sich zu teilen. Die Folge ist der Beginn eines wuchernden Krebsgeschwürs.«

wenn die alten absterben. Gesunde Zellteilung bedeutet Regeneration, schlechte Kopien bedeuten Alterung.

Wie kann man hexagonales Wasser herstellen?

Die Herstellung ist einfach. Ein Wasserverwirbler, der einen hyperbolischen Wassertrichter nach Viktor Schauberger erzeugt, übernimmt diese Aufgabe. Das Gerät wird mit Wasser gefüllt und dann der Wirbelmechanismus in Gang gesetzt. Unter Zufuhr von Sauerstoff über eine Öffnung bildet sich eine intensive spiralförmige Bewegung, die von Luftbläschen umgeben ist. Durch die Verwirbelung werden ungesunde Strukturen im Wasser wie rechte Winkel aufgelöst und das Wasser in seine natürliche hexagonale Form zurückgebracht. Es enthält nun mehr Energie und Sauerstoff als zuvor. Das Gerät schaltet automatisch ab.

Ein anderer Weg ist, Steine, die eine kristallförmige Struktur haben, ins Wasser zu legen. Sehr gut eignen sich Bergkristall, Rosenquarz, Magnesit und Amethyst, Granit, schwarzer Turmalin und der rote Jaspis. Da hier keine Bewegung stattfindet, ist die Sauerstoffaufnahme bei einem Wasserverwirbler höher.

Hexagonales Wasser ist wunderbar weich und schmeckt gut. Lebendiges Wasser ist optimal geeignet, um die Zirbeldrüse zu entkalken, zu aktivieren und ihr die feinstoffliche Wahrnehmungsfähigkeit zurückzugeben. Die hexagonale Wasserstruktur kann mit Messmethoden wie der Kernresonanzspektroskopie und der Rastertunnelmikroskopie gemessen und wissenschaftlich belegt werden.

Wasserreinigung in einem Osmosegerät

Obwohl die Qualität unseres Leitungswassers als gut gilt, ist es keineswegs rein. Deshalb empfiehlt sich eine Reinigung mit einem Osmosegerät bevor man das Wasser im Verwirbler energetisiert.

Guayusa – der Tee für mehr Energie und Klarträume aus dem Regenwald

Stärkendes Mittel und Medizin der Ureinwohner

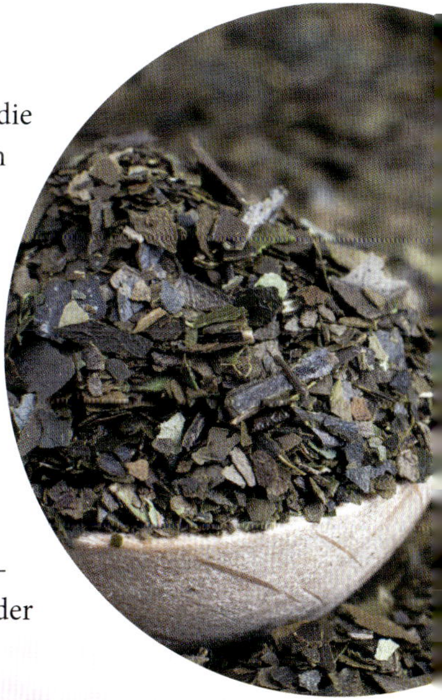

Seit mehr als 1500 Jahren verwenden die Ureinwohner des Regenwaldes Guayusa, um am Morgen wach und energiegeladen für die Jagd zu sein. Sie sagen, dass Guayusa ihnen mehr Ausdauer, einen stärkeren Fokus und eine schnellere Regenerationsfähigkeit verleiht. Doch nicht nur als Vorbereitung für die Jagd, sondern auch als bewusstseinserweiterndes Tonikum für rituelle Zeremonien und um in Träumen herauszufinden, ob die Jagd erfolgreich verläuft, werden die Blätter des Guayusa-Baums als Tee gekocht, geschnupft oder gekaut. Schamanen und Heiler verwenden die Guayusa-Blätter bei Heilzeremonien sowie zur Reinigung und Stärkung. *Machachyn* nennen die Quichua-Indianer in Ecuador den Zustand, wenn sie Guayusa getrunken haben, was so viel bedeutet wie »andere Welt« und »mit dieser Welt verbunden sein«. Besuchern bieten sie den Tee an und sagen: »Trink, mein Freund. Sei nicht müde, sei Machachyn«, und nennen den Tee den »Nachtwächter«.

Beeindruckende Inhaltsstoffe

Die unscheinbaren Blätter des Baumes *Ilex guayusa* vereinen alle positiven Inhaltsstoffe von Kaffee, Kakao und Grüntee. Getrocknet enthalten die Blätter im Schnitt 2 Prozent Koffein, das bis zu 7,6 Prozent ansteigen kann. Zum Vergleich: Arabica-Kaffee enthält 0,8–1,4 Prozent, Robusta-Bohnen kommen auf bis zu 4 Prozent. Der Koffeingehalt von Guayusa ist der höchste zurzeit bekannte. Trotzdem putscht Guayusa nicht auf, sondern macht auf sanfte Weise wach und klar. Verantwortlich für die angenehm milde Wirkung sind das beruhigende und entspannende L-Theanin und Theobromin, die im Vergleich zu Kaffee eine langsamere und länger anhaltende energetische Wirkung erzeugen. Theobromin wirkt stimmungsaufhellend und entspannend, regt die Herztätigkeit an und erweitert die Blutgefäße. Weitere wissenschaftlich nachgewiesene Inhaltsstoffe sind: Theophyllin, Vitamin C, Riboflavin (Vitamin B_2), Nicotinsäure (Vitamin B_3), Pyridoxin (Vitamin B_6), Chlorogensäure, Lutein, Gallussäure, Paraxanthin, Guanidin, Isobuttersäure, Cholin, Triterpene und viele Antioxidantien, Aminosäuren und Mineralstoffe.[146] Guayusa ist sehr reich an gesundheitsfördernden Inhaltsstoffen, die bei längerfristigem Genuss einen klaren Geist und Wohlbefinden erhöhen.

Guayusa und Ayahuasca

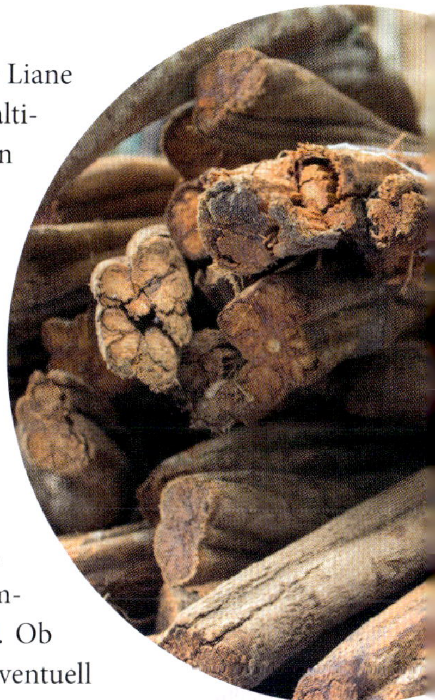

Ayahuasca ist ein Pflanzensud, der aus der Liane *Banisteriopsis caapi* zusammen mit DMT-haltigen Blättern gekocht wird. Je nach Tradition beinhaltet Ayahuasca weitere pflanzliche Zutaten, zu denen auch die Blätter des Guayusa-Baums zählen. In Peru und im südamerikanischen Regenwald ist Ayahuasca eine natürliche Heilmedizin, die von Heilern und Schamanen verabreicht wird. Durch Ayahuasca tritt nach kurzer Zeit ein bewusstseinserweiternder Trancezustand ein, in dem seelische und körperliche Heilung erfahren werden kann. Für die Wirkung des DMT sind MAO-Hemmer nötig, die in dem Sud enthalten sind. Ob Guayusatee ein MAO-Hemmer ist und eventuell Pinolin enthält, ist nicht geklärt. Die Liste der bekannten Inhaltsstoffe ist beeindruckend und trotzdem liegt noch einiges im Dunkeln: Denn keine Natursubstanz ist vollständig erforscht. Die traditionelle Verbindung von Ayahuasca und Guayusa spricht jedoch dafür, dass auch Guayusa mehr enthält als das, was wissenschaftlich gelistet wird.

Feinstoffliches und Meditatives für die Zirbeldrüse

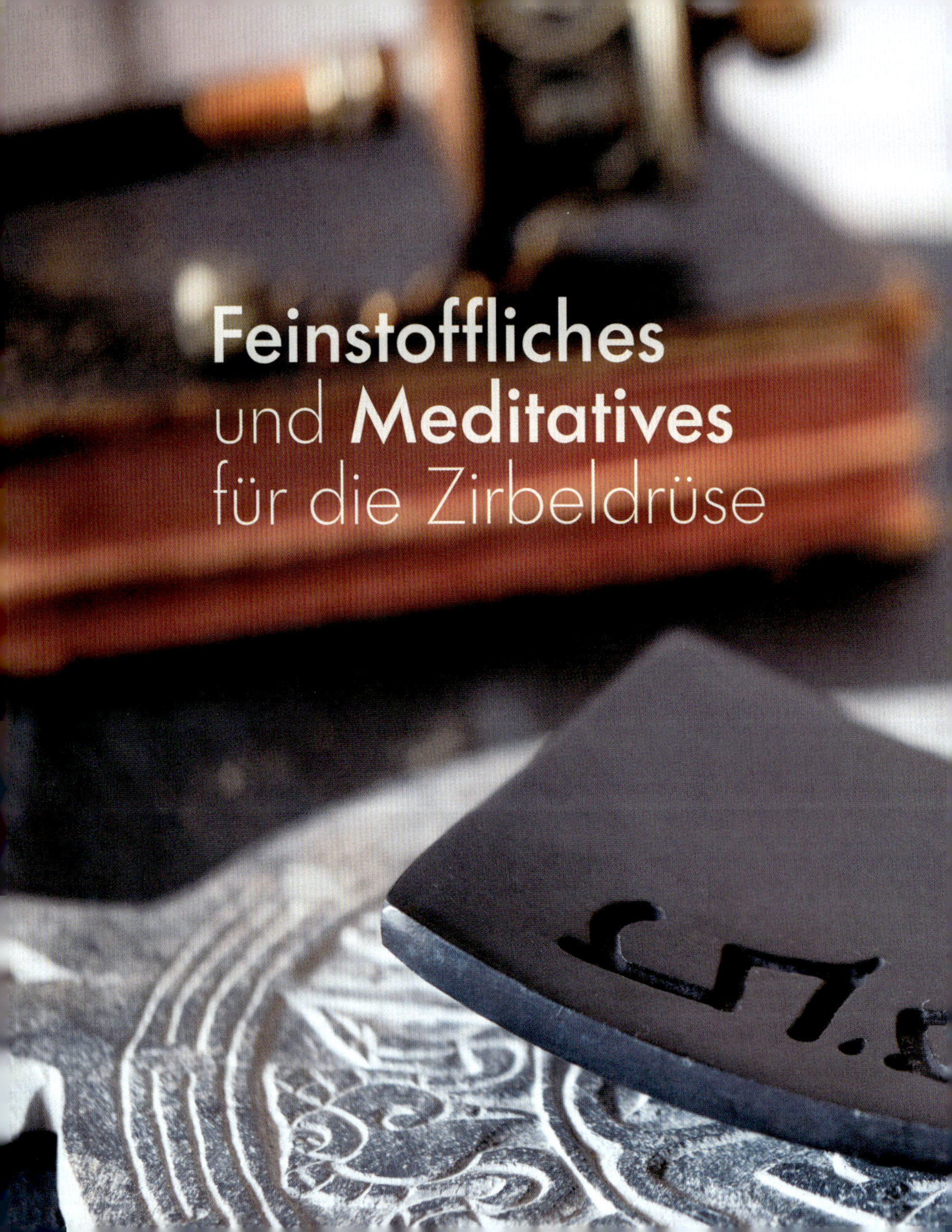

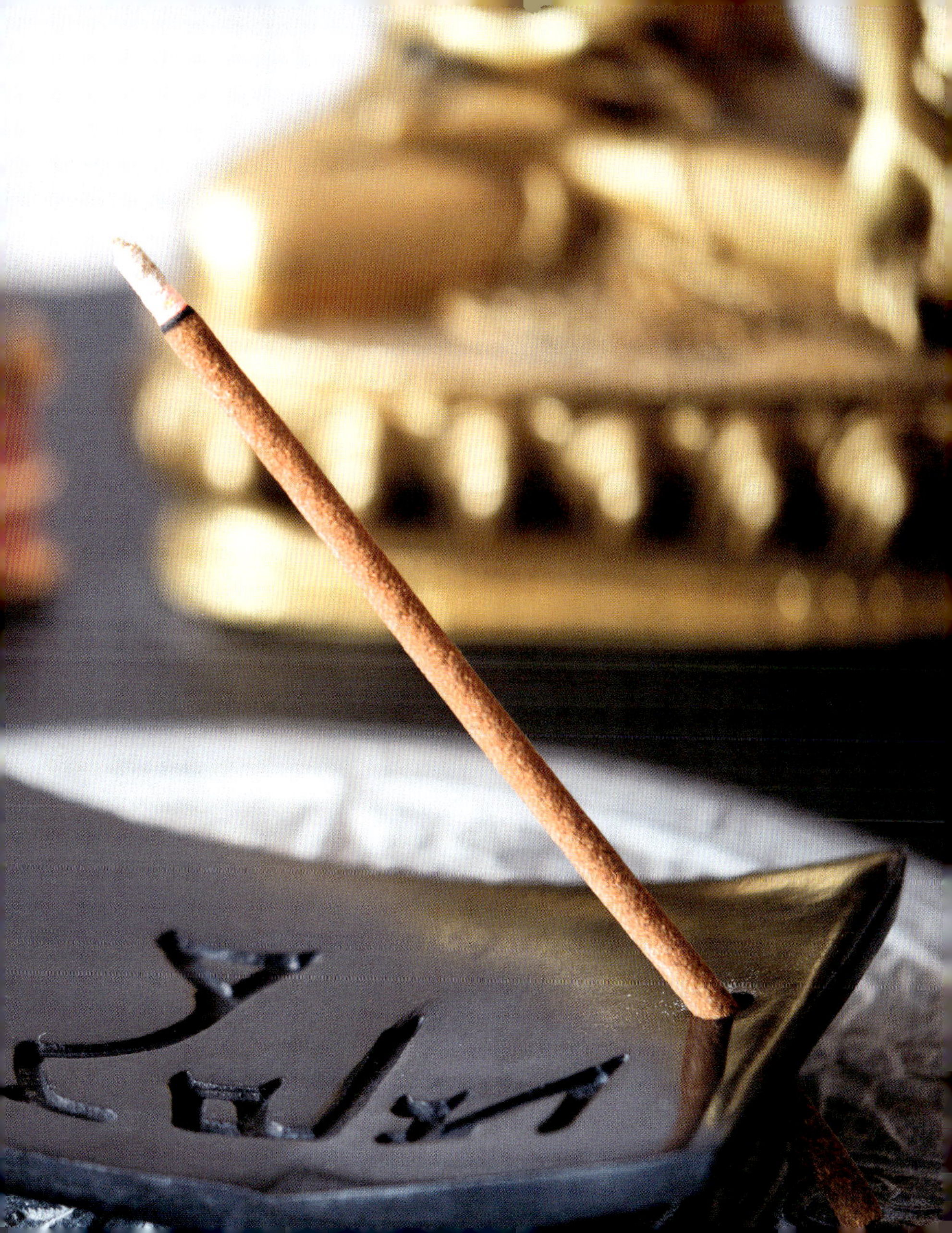

Neroliöl – der sinnlich-spirituelle Duft

Neroliöl verströmt einen frischen, feinen, weichen Duft, der Sinne und Geist sanft berührt. Das kostbare ätherische Öl wird aus den weißen Blüten der Bitterorange gewonnen, die auch als Pomeranze bekannt ist. Die Blüten werden handverlesen, denn nur Blüten, die sich gerade geöffnet haben, verbreiten diesen wunderbaren Duft.

Die Bitterorange stammt ursprünglich aus China. Im 11. Jahrhundert fand sie ihren Weg nach Italien und breitete sich von dort in Europa aus. Orangenblütenöl wurde zu einem beliebten Artikel für Schönheit und guten Duft. Die Herstellung des Öls ist sehr aufwendig, denn für 1 Liter des Öls wird 1 Tonne Blüten benötigt. Das Öl wird durch Wasserdampfdestillation gewonnen, ein ebenfalls aufwendiges Verfahren. Neroliöl ist deshalb eines der teuersten Öle der Welt – eine echte Kostbarkeit.

Wirkung

Neroliöl beruhigt und entspannt. Der weiche, freundliche Duft harmonisiert, stabilisiert und hellt die Stimmung auf. Auf der körperlichen Ebene gleicht Neroliöl das Energieniveau aus, entkrampft und kann nervösen Juckreiz stillen. Auch die Medizin befasst sich immer mehr mit den Einsatzmöglichkeiten von ätherischen Ölen für eine Behandlung. Dabei wurde festgestellt, dass Neroliöl stark antibakteriell und antiviral wirkt und bei Atemwegserkrankungen, Pickeln, Hautreizungen, entzündeten Haarfollikeln und vielem mehr eingesetzt werden kann. Selbst bei Parasiten im Darm wurden

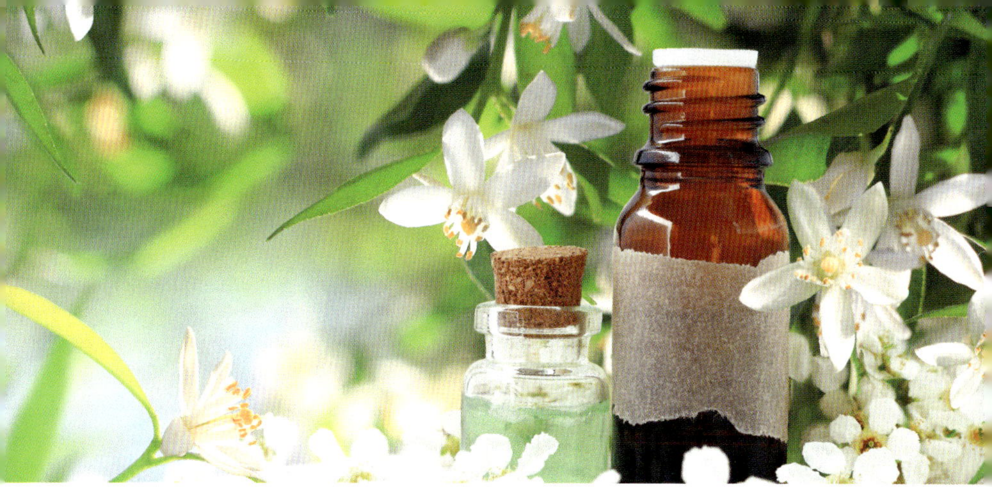

Erfolge erzielt. Neroliöl verstärkt die Durchblutung der Haut, wodurch die Hautzellen besser mit Sauerstoff und Nährstoffen versorgt werden. Die Zellteilung wird angeregt und tote Zellen schneller ersetzt. Neroliöl verringert so Schuppenbildung und beruhigt einen Juckreiz auf der Kopfhaut. Angewendet wird das Öl in Form von Ölbädern, Einreibungen, Massagen und Brustwickeln, aber auch durch das Einatmen des Duftes, der Ängste, Beklemmungen und Herzklopfen beruhigt.

Wichtig für die äußerliche Anwendung

Wie alle ätherischen Öle, die von Zitruspflanzen stammen, reizt pures Neroliöl die Haut. Zur äußeren Anwendung sollte Neroliöl mit einem anderen Öl wie Aprikosenöl oder Jojobaöl gemischt werden, in einem Verhältnis von 10 Millilitern Trägeröl zu 3–4 Tropfen Neroliöl. Allergiker sollten vorsichtig mit dem Öl beginnen, so wie mit allen Substanzen, die sie zum ersten Mal anwenden.

Inhaltsstoffe

Aldehyde, Ketone, Alpha-Terpineol, Limonene, Ester, Nerolidol und Linalool verleihen dem Öl seine vielfältigen Eigenschaften. Seinen besonderen Duft erhält Neroliöl von den beiden Letzteren. Nerolidol ist ein Terpen, das in Cannabisblüten, Samen und Blättern vieler Arten enthalten ist und die Pflanzen vor Pflanzenfressern schützt. Linalool kommt auch in Zimt, Lavendel, Ingwer, Safran, Majoran, Thymian, Oregano und in Basilikum vor, wo es sogar einen Anteil von 85 Prozent hat.

Neroliöl und die Zirbeldrüse

Neroliöl ist eines der wichtigsten Öle bei spirituellen Ritualen und während der Meditation. Das Öl wirkt auf das Herzchakra, dem der Thymus zugeordnet ist, gleicht Gefühlsirritationen aus und klärt den Geist. Der Duft beruhigt das Nervensystem, aktiviert die Zirbeldrüse und öffnet die innere und äußere Wahrnehmung.

Sandelholz – das Öl für Kontemplation und Gebet

Sandelholz verströmt einen warmen, holzigen Duft. Neroliöl und Sandelholz sind Gegenpole, das eine frisch und blumig, das andere warm und weich. Beide beruhigen, wobei diese Wirkung auf unterschiedliche Weise erzeugt wird. Sandelholz lädt auf besondere Weise zur inneren Einkehr ein.

Sandelholz kann als ätherisches Öl, in Form von Räucherstäbchen und durch Räuchern größerer Sandelholzstücke verwendet werden. Der Name beschreibt verschiedene Hölzer von Bäumen der Gattung *Santulum*, die sich in den Farben unterscheiden. Echtes Sandelholz mit den besonderen Eigenschaften entstammt dem *Santalum album* oder auch Chandan-Baum, der nur in Indien heimisch ist. Die Nachfrage ist groß, das Holz aber sehr selten und deshalb besonders wertvoll.

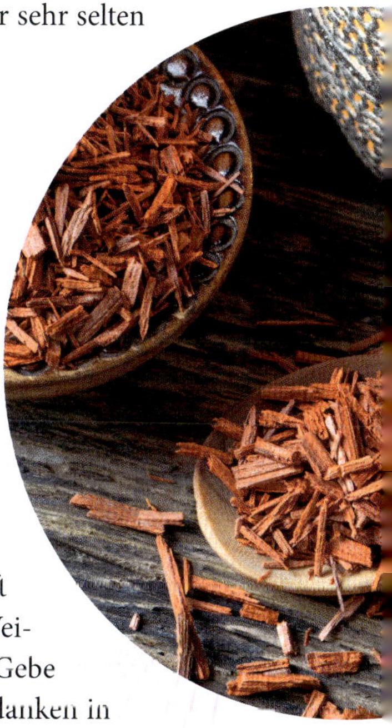

Sandelholz für Rituale, Meditation und zur emotionalen Klärung

Der Duft von Sandelholz hat eine wunderbar beruhigende und klärende Wirkung auf den Geist und die Emotionen. Er lindert Spannungen und Stress, wirkt sanft belebend und kann Glücksgefühle hervorrufen. Im Ayurveda, der traditionellen indischen Medizin, wird Sandelholz eingesetzt, um Pitta- oder Vata-Störungen wie Ruhelosigkeit, Ängste, Ärger und Ungeduld zu behandeln. Sandelholzduft erzeugt eine besondere Stimmung und innere Weite, die Rituale, Meditation, Kontemplation und Gebete begleiten und das ständige Plappern der Gedanken in den Hintergrund treten lassen. Gleichzeitig fördert er die Konzentration auf eine Weise, die sich am besten mit den Worten »entspannt konzentriert« beschreiben lässt.

Die Zirbeldrüse als Teil des neuroendokrinen Systems spricht auf alle Einflüsse an, die sie über die Nervenleitbahnen erreichen, und Sandelholz eignet sich besonders gut dafür. Ich selbst bevorzuge größere Sandelholzstücke zum Räuchern. Es dauert etwas länger, bis sie glimmen, und sie gehen nach kurzer Zeit wieder aus. Ihr Duft ist jedoch besonders intensiv und bleibt längere Zeit im Raum.

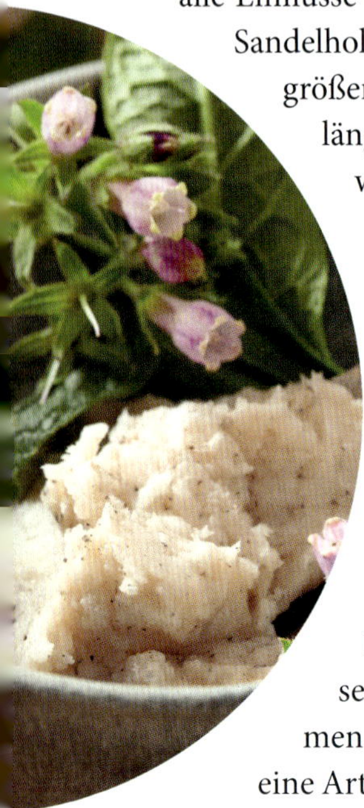

Sandelholz in der Medizin

Ayurveda ist eines der ältesten medizinischen Systeme der Welt und ist bis heute fester Bestandteil des indischen Gesundheitswesens. Sandelholz ist eines seiner wichtigsten Heilmittel, denn es kann Störungen in den drei Lebensenergien Pitta (Feuer), Kapha (Erde) und Vata (Luft) harmonisieren, die unser körperliches und seelisches Wohlbefinden bestimmen. Diese Lebensenergien sind bei jedem Menschen auf eine Art und Weise zusammengesetzt, die einzigartig für seine individuelle Konstitution ist. Ist dieses Gleichgewicht gestört, entstehen Beschwerden und Krankheiten.

Ayurvedische Ärzte setzen Sandelholz vor allem zur Beruhigung des Nervensystems ein, weil es Nervosität, Angst, Schlaflosigkeit und Nervenschmerzen lindert. Die ausgleichende Wirkung zeigt sich auch bei Kreislauf-, Verdauungs- und Atembeschwerden sowie bei Entzündungen aller Art. Sandelholzöl und -paste werden als Medizin und in kosmetischen Produkten verwendet.

Beide wirken antiseptisch, desinfizierend, entzündungshemmend, krampflösend, adstringierend, beschleunigen die Wundheilung und verringern Narbenbildung.

Inhaltsstoffe

Sandelholz enthält ätherisches Öl, vor allem das duftende Santalol, Santalene, Campherol, Bergamotol, Curcumenol und weitere Sesquiterpene und Sesquiterpenoide sowie Harz und Gerbstoffe. Für den Holzgeruch ist β-Santalol verantwortlich. Santalole stärken die Abwehrkräfte, regenerieren die Haut und gleichen den Hormonhaushalt aus, während Santalene dem Öl die entzündungshemmenden Eigenschaften verleihen.

Die Zirbeldrüse über das Herz erreichen – die Herzkohärenz-Übung

Herz und Gehirn sind eng verbunden, und das Herz hat sogar ein eigenes kleines Gehirn. Umfangreiche Forschungen ließen den Neurokardiologen J. Andrew Armour so Erstaunliches über das Gehirn im Herzen entdecken, dass er ihm den Namen »Herzgehirn« gab. Das war 1991 und seither ist das Herzgehirn zu einem der wichtigsten Forschungszweige geworden.

Die Bedeutung des Herzens für den Menschen war auf weniger wissenschaftliche Weise schon lange bekannt. »Lausche mit dem Ohr deines Herzens«, schrieb der Hl. Benedikt im Prolog zu seinen Ordensregeln (lat. *inclina aurem cordis tui*). Herzintelligenz ist heute ein Schlagwort geworden, hinter dem sich solide wissenschaftliche Erkenntnisse und Erfahrungen großer Mystiker verbergen.

Ähnlich wie die Zirbeldrüse reagiert das Herzgehirn auf elektromagnetische Felder von außen. Joseph Chilton Pearce äußert sich in seinem Buch *Biologie der Transzendenz* zu dieser besonderen Fähigkeit des Herzens. Pearce schreibt, dass das elektromagnetische Feld des Herzens holografisch ist und selektiv auf Frequenzen aus der Welt, unserem Sonnensystem und jenseitigen Dimensionen reagiert. Diese Eindrücke werden im Herzgehirn so koordiniert, dass die Welt eine Struktur erhält und Sinn macht, sodass Entscheidungen getroffen werden können.

Was ist Herzkohärenz?

Herzkohärenz bedeutet, dass wir einen Zustand innerer Kohärenz erleben, in dem Atmung, Herzschlag und Blutdruck perfekt harmonieren. Dieser Zustand wirkt sich unmittelbar auf die Gehirnleistung und das seelische Wohlbefinden aus. Herzkohärenz erzeugt positive Gefühle und steigert die Wahrnehmung, Aufmerksamkeit und Gedächtnisleistung. Wir reagieren flexibler, schneller, können Eindrücke besser bewerten und schneller Entscheidungen treffen.

Entwickelt wurde die folgende Übung am HeartMath Institute in Kalifornien, einer Non-Profit-Organisation, die seit 1991 die Verbindung von Herz und Gehirn erforscht und verlässliche, wissenschaftlich belegte Methoden entwickelt, die Menschen helfen, Stress zu verringern und mehr inneren Frieden, Zufriedenheit und Freude zu empfinden.

Die Herzkohärenz-Übung

Das HeartMath Institute hat eine Übung entwickelt, die den Zustand der Herzkohärenz messbar herbeiführt. Sie können die Übung selbst durchführen. Sie dauert nur ein paar Minuten, ist unkompliziert und hat eine große Wirkung. Die Übung besteht aus drei Schritten:

1. Schließen Sie die Augen, entspannen Sie Ihren Körper. Atmen Sie langsam ein und aus und richten Sie Ihre Aufmerksamkeit auf Ihr Herz.

2. Atmen Sie ruhig in Ihr Herz ein und aus. Lassen Sie den Atem tiefer werden. Stellen Sie sich vor, wie frische, reine Luft in Ihr Herz strömt. Beim Ausatmen verlassen alle Dinge Ihr Herz, die es belasten. Wenn Ihre Aufmerksamkeit von Ihrem Herzen abschweift, lenken Sie sie freundlich wieder zurück zur Brust und zum Herzen.

3. Atmen Sie ruhig weiter und achten Sie auf das Gefühl von Wärme und Ausdehnung in Ihrer Brust. Vielleicht empfinden Sie Gefühle von Liebe und Dankbarkeit. Verstärken Sie diese Gefühle oder lassen Sie sie entstehen, indem Sie an einen geliebten Menschen, ein geliebtes Tier, ein schönes Erlebnis oder an ein Bild friedlicher Ruhe in der Natur denken. Diese Erinnerungen lösen positive Gefühle aus und führen zur Kohärenz. Ängste, Sorgen, Traurigkeit, Zorn und chaotische Gefühle im Herzen lösen dagegen Inkohärenz aus.

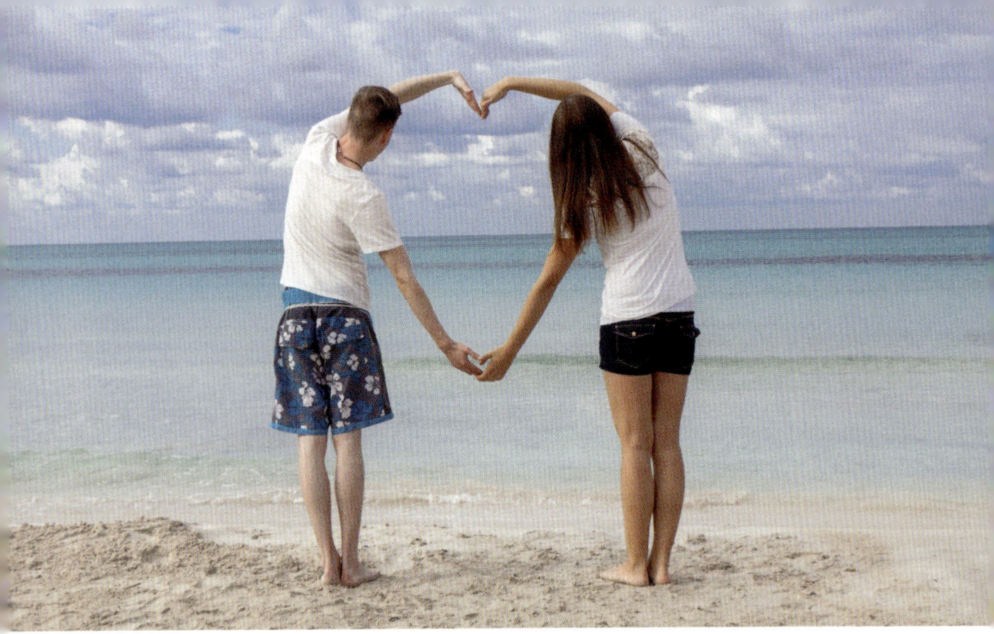

Die Herzkohärenz-Übung hat die Kraft zu verjüngen. 2005 nahmen 6800 Mitarbeiter verschiedener Einheiten einer Information Technology Services Division in New York an einer Studie teil. Sie führten die Übung 4 Wochen lang dreimal täglich nur wenige Minuten durch. Es ergaben sich erstaunliche, im Hormonspiegel nachweisbare Verjüngungseffekte. Der Hormonspiegel aller Testpersonen über 60 war nach nur dreimal täglich 3 Minuten auf den von 20-Jährigen gestiegen! Außerdem hatte sich das DHEA/Cortisol-Verhältnis deutlich verbessert. Im Durchschnitt erhöhte sich der DHEA-Spiegel um 100 Prozent, während der Cortisolspiegel um 23 Prozent sank. Weniger Cortisol bedeutet, dass das Stressniveau gesunken war, während die Zunahme von DHEA mit mehr Anerkennung, Fürsorge und Anteilnahme in Verbindung gebracht wurde.[147]

Die Chance – wahre Gesundheit erlangen und das Dritte Augen öffnen

> *Mein Gehirn ist nur ein Empfänger; im Universum gibt es einen Kern, von dem wir Wissen, Kraft und Inspiration erhalten. Ich bin nicht in die Geheimnisse dieses Kerns eingedrungen, aber ich weiß, dass er existiert.*
>
> Nikola Tesla

Unser Körper braucht viele verschiedene Stoffe, und sie alle müssen organisiert und koordiniert werden. Hinter diesen komplexen Vorgängen steht ein großer Regulationsmechanismus, der unsere Gesundheit, Leistungsfähigkeit und das Altern lenkt. Die Zirbeldrüse ist zwar winzig klein und wirkt unscheinbar, aber sie übt unauffällig aus dem Hintergrund den entscheidenden Einfluss auf die wichtigsten Abläufe in unserem Körper aus. Sie regelt nicht nur unseren Schlaf, sondern bestimmt unseren natürlichen, gesunden Lebensrhythmus und all die zahlreichen kleineren Rhythmen, die uns am Leben erhalten.

Weit über das Medizinische hinaus ist die Zirbeldrüse unser Tor zu anderen Welten und höheren Bewusstseinszuständen. Die »Öffnung des Dritten Auges« ist nicht einfach eine esoterische Fantasie. Ein geöffnetes Drittes Auge bedeutet eine aktive Zirbeldrüse, die frei schwingen und ihre Stoffe herstellen und verteilen kann. Sie schenkt uns Erfahrungen jenseits des Verstandes, die über das Begreifbare hinausgehen. »Wann immer wir eine Ahnung haben, vibriert die Zirbeldrüse sanft; wenn wir eine Intuition oder eine

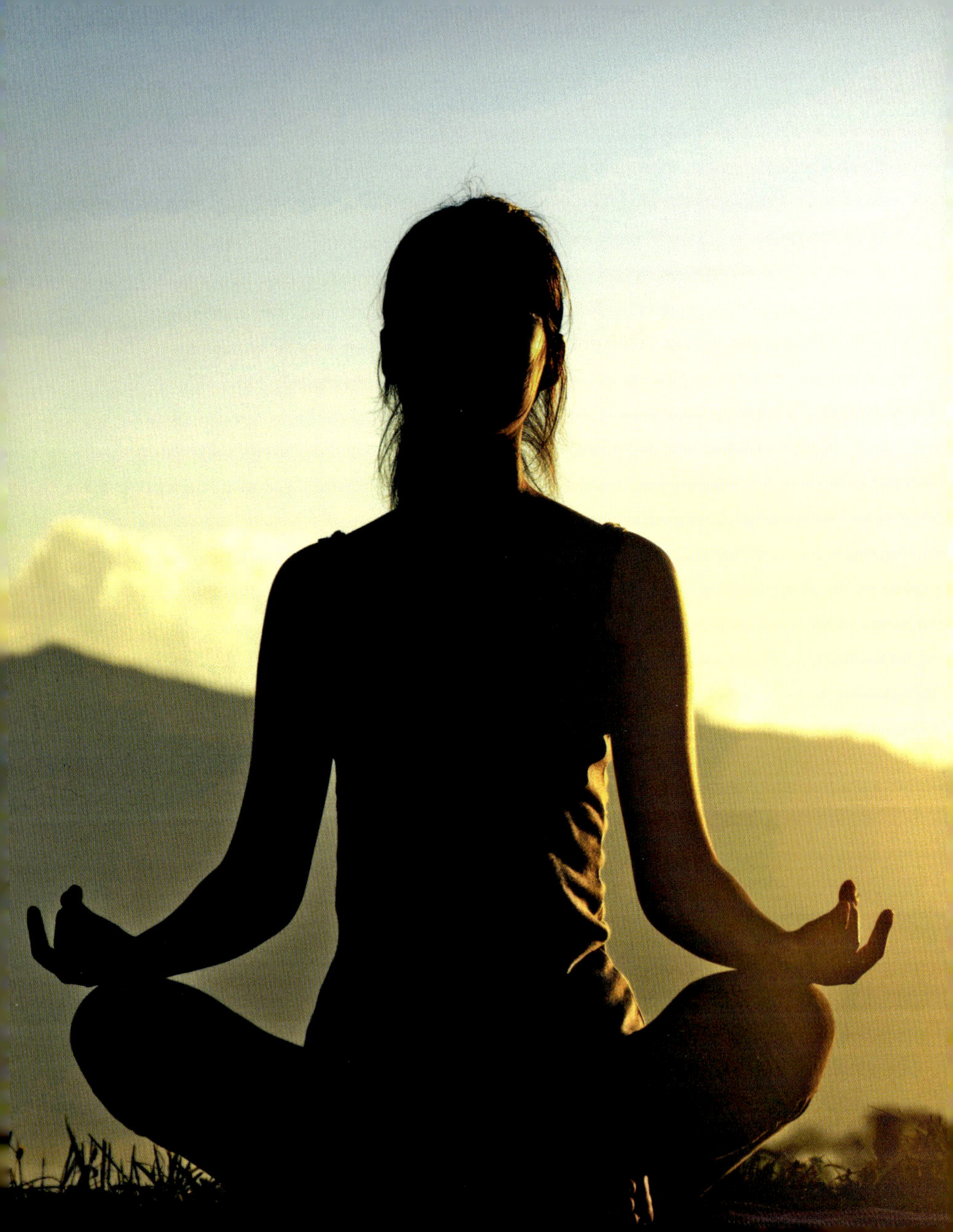

Eingebung oder einen plötzlichen Ausbruch intuitiven Verstehens verspüren, vibriert sie stärker, aber immer noch sanft«, schreibt der große Theosoph Gottfried de Purucker in seinem Buch *Man in Evolution*. Wenn die Zirbeldrüse ihre Fähigkeit zu vibrieren verliert, dann verlieren wir die Fähigkeit der Intuition, der entscheidenden Einsichten und unsere Verbindung zum Göttlichen. Wir brauchen eine gesunde Zirbeldrüse, um ein lebendiges, bewusstes Leben zu führen und uns für die Geheimnisse des Lebens öffnen zu können.

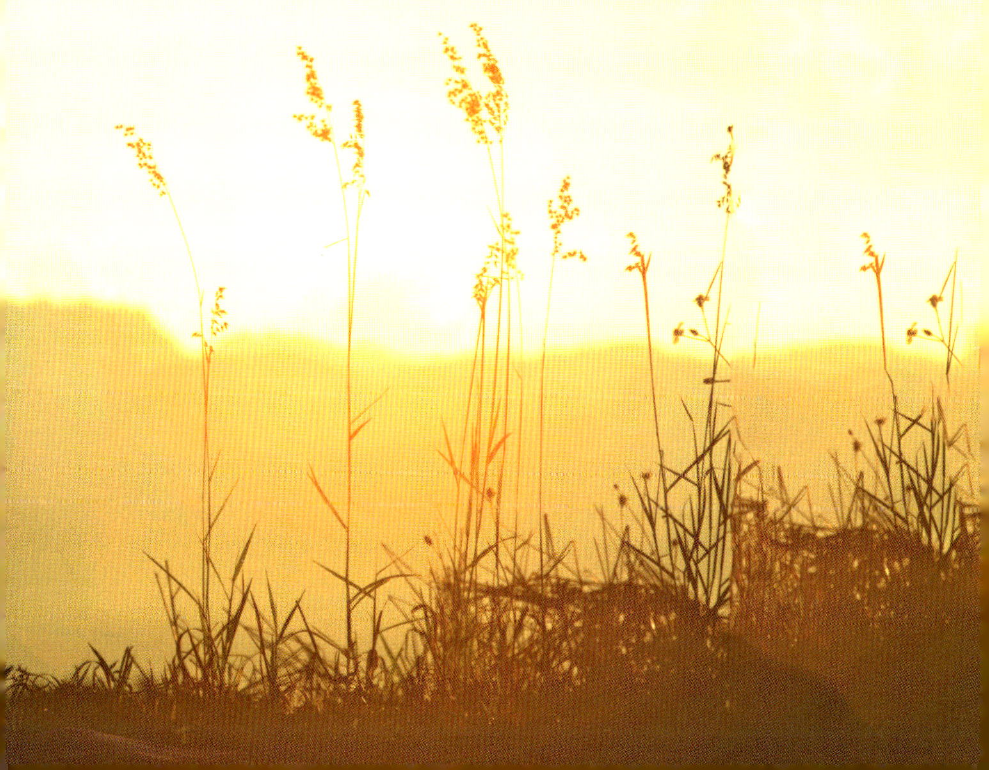

Quellen und weiterführende Literatur

Alexandersson, Olof: *Lebendes Wasser*. Gröbming 2021.

Armour, J. Andrew: *Neurocardiology*. Oxford 1994.

Benedikt von Nursia: *Die Regel des heiligen Benedikt*. Independently published 2018.

Bergmann, Ulrich: *Sofortheilung durch Borax*. Lengfeld 2019.

Carrasco, Rotraud: *Zedernnüsse aus der Taiga*. Altomünster 2005.

Childre, Doc; Martin, Howard: *Die HerzIntelligenz®*-Methode. Kirchzarten 2016.

Childre, Doc: *Die Herzintelligenz entdecken: Das Sofortprogramm in fünf Schritten*. Kirchzarten 2006.

Cowan, Thomas: *Krebs und die neue Biologie des Wassers*. Rottenburg 2020.

De Purucker, Gottfried: *Man in Evolution*. Pasadena 1977.

Dossey, Larry: *Heilungsfelder*. Amerang 2012.

Edinger, Prof. Dr. Enrico: *Zirbeldrüse in Gefahr*. Machern 2019.

Emoto, Dr. Masaru: *Die Botschaft des Wassers*. Dorfen 2010.

Hamann, Brigitte: *Heilen mit Gold*. Rottenburg 2014.

Hamann, Brigitte: *Magnesiumöl*. Rottenburg 2015.

Hamann, Brigitte: *Aminosäuren*. Rottenburg 2018.

Hamann, Brigitte: *Die 50 besten Superfoods*. Rottenburg 2012.

HeartMath Institute: *https://www.heartmath.org/*.

Mercola, Dr. Joseph: *EMF – Elektromagnetische Felder*. Rottenburg 2020.

Newberg, Andrew: *Der Fingerabdruck Gottes*. München 2010.

Newberg, Andrew: *Brain Weaver*. Kales Press 2021.

Dr. Mu Shik Jhon: *Hexagonales Wasser*. Immenstadt 2020.

Pearce, Joseph Chilton: *The Biology of Transcendence*. Vermont/USA 2002.

Pearce, Joseph Chilton: *The Heart-Mind Matrix*. Vermont/USA 2012.

Pollack, Dr. Gerald: *Wasser – viel mehr als H_2O*. Kirchzarten 2015.

Rätsch, Christian: *Enzyklopädie der psychoaktiven Pflanzen*. Aarau/CH 2018.

Reiter, Russell J.: *Melatonin. Die neue Waffe gegen Alter und Krankheit*. München 1996.

Schauberger, Viktor: *Das Wesen des Wassers*. Aarau/CH 2006.

Servan-Schreiber, David: *Die neue Medizin der Emotionen*. München 2006.

Sheldrake, Rupert: *Der Wissenschaftswahn*. München 2015.

Shoja, M.M.; Hoepfner, Lauren D.; Agutter, Paul S. et al.: »History of the pineal gland«. *Childs Nerv Syst* 32, 583–586 (2016).

Trincher, Karl: *Wasser: Grundstruktur des Lebens und Denkens*. Hamburg 1990.

Ulmer, Annelie: *Borax: Das wundersame Heilmineral*. Bad Sachsa 2018.

Warnke, Dr. Ulrich: *Die Öffnung des Dritten Auges*. München 2019.

Warnke, Dr. Ulrich: *Bionische Regeneration*. München 2021.

Anmerkungen

Alle hier aufgeführten Links waren bei Redaktionsschluss aufrufbar. Sollte dies bei Drucklegung nicht mehr der Fall sein, kann der entsprechende Link in der Regel mithilfe der Wayback Machine im Internet Archive aufgefunden werden: https://archive.org/web/.

1 S. Baconnier, S. B. Lang, M. Polomska et al.: »Calcite microcrystals in the pineal gland of the human brain: First Physical and Chemical Studies«. *Bioelectromagnetics*, Oktober 2002; 23(7): Seite 488–495.

2 S. B. Lang, A. A. Marino, G. Berkovic et al.: »Piezoelectricity in the human pineal gland«. *Bioelectrochemistry and Bioenergetics*, Dezember 1996; 41, 2, Seite 191–195.

3 S. Baconnier, S. B. Lang, M. Polomska et al.: »Calcite microcrystals in the pineal gland of the human brain: First Physical and Chemical Studies«. *Bioelectromagnetics,* Oktober 2002; 23(7): Seite 488–495.

4 Prof. Dr. Enrico Edinger: *Zirbeldrüse in Gefahr*. Machern 2019.

5 Sidney B. Lang, Andrew A. Marino, Garry Berkovic et al.: »Piezoelectricity in the human pineal gland«. *Bioelectrochemistry and Bioenergetics*, Dezember 1996; 41, 2, Seite 191–195.

6 YouTube: »Piezoluminescence in a quartz crystal«. *https://www.youtube.com/watch?v=n9Q7s1i7_pU&t=114s.*

7 H. T. Song, E. K. Jordan, B. K. Lewis et al.: »Rat model of metastatic breast cancer monitored by MRI at 3 tesla and bioluminescence imaging with histological correlation«. *J Transl Med*, 2009; 7: Seite 88.

8 S. Zeamari, G. Rumping, B. Floot et al.: »*In vivo* bioluminescence imaging of locally disseminated colon carcinoma in rats«. *Br J Cancer*, 22. März 2004; 90(6): Seite 1259–1264.

9 M. N. Halgamuge: »Pineal Melatonin Levels Disruption on Human Due to Electromagnetic Fields and ICNIRP Limits«. *Radiation Protection Dosimetry*, Mai 2013, 154(4): Seite 405–416.

10 Eat Smarter: »Hören Sie stets auf Ihre innere Uhr«. Februar 2021. *https://eatsmarter.de/gesund-leben/gesundheit/chronobiologie-hoeren-sie-stets-auf-ihre-innere-uhr.*

11 T. C. Erren, P. Morfeld, J. V. Groß et al.: »IARC 2019: ›Night shift work‹ is probably carcinogenic: What about disturbed chronobiology in all walks of life?«. *J Occup Med Toxicol*, 2019; 14, 29.

12 T. C. Erren, P. Morfeld, J. V. Groß et al.: »IARC 2019: ›Night shift work‹ is probably carcinogenic: What about disturbed chronobiology in all walks of life?«. *J Occup Med Toxicol*, 2019; 14, 29.

13 Verkürzt zitiert nach Prof. Dr. Enrico Edinger: *Zirbeldrüse in Gefahr*, Seite 29–30.

14 V. Aleandri, V. Spina, A. Ciardo: »The role of the pineal body in the endocrine control of puberty«. *Minerva Ginecol*, Januar bis Februar 1997; 49(1-2): Seite 43–48.

15 R. Sandyk: »The pineal gland and the menstrual cycle«. *Int J Neurosci*, April 1992; 63(3-4): Seite 197–204.

16 G. Csaba: »The role of the pineal-thymus system in the regulation of autoimmunity, aging and lifespan«. *Orv Hetil*, 3. Juli 2016; 157(27).

17 M. Koch, I. Habazettl, F. Dehghani et al.: »The rat pineal gland comprises an endocannabinoid system«. *J Pineal Res*, November 2008; 45(4): Seite 351–360.

18 DAK: »Müdes Deutschland: Schlafstörungen steigen deutlich an. DAK-Gesundheitsreport 2017: 80 Prozent der Erwerbstätigen schlafen schlecht«. *https://www.dak.de/dak/bundesthemen/muedes-deutschland-schlafstoerungen-steigen-deutlich-an-2108960.html#/.*

19 S. W. Cain, E. M. McGlashan, P. Vidafar et al.: »Evening home lighting adversely impacts the circadian system and sleep«. *Sci Rep*, 5. November 2020; 10, 19110.

20 M. S. Rea, R. Nagare, M. G. Figueiro: »Predictions of melatonin suppression during the early biological night and their implications for residential light exposures prior to sleeping«. *Sci Rep*, 24. August 2020; 10, 14114.

21 Z. Xie, F. Chen, A. L. William et al.: »A review of sleep disorders and melatonin«. *Neurol Res*, Juni 2017; 39(6): Seite 559–565.

22 G. Fatemeh, M. Sajjad, R. Niloufar et al.: »Effect of melatonin supplementation on sleep quality: a systematic review and meta-analysis of randomized controlled trials«. *J Neurol*, 8. Januar 2021.

23 E. Esposito, S. Cuzzocrea: »Antiinflammatory activity of melatonin in central nervous system«. *Curr Neuropharmacol*, September 2010; 8(3): Seite 228–242.

24 D. X. Tan, L. C. Manchester, R. J. Reiter et al.: »Melatonin: a hormone, a tissue factor, an autocoid, a paracoid, and an antioxidant vitamin«. *Journal of Pineal Research*, 17. Dezember 2002.

25 G. Swiderska-Kołacz, J. Klusek, A. Kołataj: »The effect of melatonin on glutathione and glutathione transferase and glutathione peroxidase activities in the mouse liver and kidney in vivo«. *Neuro Endocrinol Lett*, Juni 2006; 27(3): Seite 365-368.

26 K. M. Janas, M. M. Posmyk: »Melatonin, an underestimated natural substance with great potential for agricultural application«. *Acta Physiologiae Plantarum*, 2013; 35, Seite 3285–3292.

27 S. Seneff, N. Swanson, C. Li: »Aluminum and Glyphosate Can Synergistically Induce Pineal Gland Pathology: Connection to Gut Dysbiosis and Neurological Disease«. *Agricultural Sciences*, Januar 2015; 6, 1, Seite 42–70.

28 G. Paradies, G. Petrosillo, V. Paradies et al.: »Melatonin, cardiolipin and mitochondrial bioenergetics in health and disease«. *J Pineal Res,* 2010; 48(4): Seite 97–310.

29 D. Acuña-Castroviejo, Germaine Escames, Maria Isabel Rodríguez et al.: »Melatonin role in the mitochondrial function«. *Frontiers in Bioscience*, Februar 2007; 12(3): Seite 947–963.

30 Y. Baburina, I. Odinokova, T. Azarashvili et al.: »2',3'-Cyclic nucleotide 3'-phosphodiesterase as a messenger of protection of the mitochondrial function during melatonin treatment in aging«. *Biochim Biophys Acta,* 2017; 1859(1): Seite 94–103.

52 B. Djordjevic, T. Cvetkovic, T. J. Stoimenov et al.: »Oral supplementation with melatonin reduces oxidative damage and concentrations of inducible nitric oxide synthase, VEGF and matrix metalloproteinase 9 in the retina of rats with streptozotocin/nicotinamide induced pre-diabetes«. *Eur J Pharmacol*, August 2018; 833: Seite 290–297.

53 G. Özdemir, Y. Ergun, S. Bakaris et al.: »Melatonin prevents retinal oxidative stress and vascular changes in diabetic rats«. *Eye* (London, England), Juni 2014; 28(8): Seite 1020–1027.

54 A. Jangra, A. K. Datusalia, S. Khandwe et al.: »Amelioration of diabetes-induced neurobehavioral and neurochemical changes by melatonin and nicotinamide: implication of oxidative stress-PARP pathway«. *Pharmacol Biochem Behav*, Dezember 2013; 114–115: Seite 43–51.

55 R. I. Holt, M. de Groot, S. H. Golden: »Diabetes and depression«. *Curr DiabRep*, 2014; 14(6): Seite 491.

56 S. Azmi, I. N. Petropoulos, M. Ferdousi et al.: »An update on the diagnosis and treatment of diabetic somatic and autonomic neuropathy«. *F1000Res*, 2019; 8: Seite 186.

57 D. Onk, O. A. Onk, K. Turkmen et al.: »Melatonin Attenuates Contrast-Induced Nephropathy in Diabetic Rats: The Role of Interleukin-33 and Oxidative Stress«. *Mediators Inflamm*, 18. Februar 2016; 2016:9050828.

58 F. Liu, S. Zhang, R. Xu et al.: »Melatonin attenuates endothelial-to-mesenchymal transition of glomerular endothelial cells via regulating miR-497/ROCK in diabetic nephropathy«. *Kid Blood Press Res*, 2018; 43(5): Seite 1425–1436.

59 K. Pugazhenthi, M. Kapoor, A. N. Clarkson et al.: »Melatonin accelerates the process of wound repair in full-thickness incisional wounds«. *J Pineal Res*, Mai 2008; 44(4): Seite 387–396.

60 M. Garaulet, J. Qian, *J. C. Florez* et al.: »Melatonin Effects on Glucose Metabolism: Time to Unlock the Controversy«. *Trends Endocrinol Metab*, März 2020; 31(3): Seite 192–204.

61 P. Zimmet, K. G. Alberti, N. Stern et al.: »The Circadian Syndrome: is the Metabolic Syndrome and much more!« *J Intern Med*, August 2019; 286(2): Seite 181–191.

62 J. X. Jin, S. Lee, A. Taweechaipaisankul et al.: »Melatonin regulates lipid metabolism in porcine oocytes«. *J Pineal Res*, März 2017; 62(2).

63 G. Klupińska, M. Wiśniewska-Jarosińska, A. Harasiuk et al.: »Nocturnal Secretion of Melatonin in Patients with Upper Digestive Tract Disorders«. *J Physiol and Pharmacol*, November 2006; 57 Suppl 5: Seite 41–50.

64 J. Majka, M. Wierdak, I. Brzozowska et al.: »Melatonin in Prevention of the Sequence from Reflux Esophagitis to Barrett's Esophagus and Esophageal Adenocarcinoma: Experimental and Clinical Perspectives«. *Int J Mol Sci*, Juli 2018; 1 9(7): Seite 2033.
C. Chojnacki, E. Walecka-Kapica, K. Lokieć et al.: »Influence of Melatonin on Symptoms of Irritable Bowel Syndrome in Postmenopausal Women«. *Endocrynol Pol,* 2013; 64(2): Seite 114–120.

65 M. R. Werbach: »Melatonin for the treatment of gastroesophageal reflux disease«. *Altern Ther Health Med*, Juli bis August 2008; 14(4): Seite 54–58.

66 C. Godinho-Silva, R. G. Domingues, M. Rendas et al.: »Light-entrained and brain-tuned circadian circuits regulate ILC3s and gut homeostasis«. *Nature*, Oktober 2019; 574(7777): Seite 254–258.

67 B. Matenchuk, P. J. Mandhane et al.: »Sleep, circadian rhythm, and gut microbiota«. *Sleep Medicine Reviews*, Oktober 2020, 53:101340.

68 C. Yi, X. Pan, W. Pierpaoli et al.: »Effects of melatonin in age-related macular degeneration«. *Ann NY Acad Sci*, Dezember 2005; 1057: Seite 384–392.

69 A. Martínez-Águila, A. Martín-Gil, C. Carpena-Torres et al.: »Influence of Circadian Rhythm in the Eye: Significance of Melatonin in Glaucoma«. *Biomolecules*, Februar 2021; 11(3): Seite 340.

70 K. A. Head: »Natural therapies for ocular disorders, part two: cataracts and glaucoma«. *Altern Med Rev*, April 2001; 6(2): Seite 141–166.

71 M. Erat, M. Ciftci: »Effect of melatonin on enzyme activities of glutathione reductase from human erythrocytes in vitro and from rat erythrocytes in vivo«. *Eur J Pharmacol*, 10. Mai 2006; 537(1-3): Seite 59–63.

72 E. A. Maguire, K. Woollett, H. J Spiers: »London taxi drivers and bus drivers: a structural MRI and neuropsychological analysis«. *Hippocampus*, 2006; 16(12): Seite 1091–1101.

73 S. R. Pandi-Perumal, A. S. BaHammam, G. M. Brown et al.: »Melatonin antioxidative defense: therapeutical implications for aging and neurodegenerative processes«. *Neurotox Res,* April 2013; 23(3): Seite 267–300.

74 Y. K. Gupta, M. Gupta, K. Kohli: »Neuroprotective role of melatonin in oxidative stress vulnerable brain. *Indian J Physiol Pharmacol,* Oktober 2003; 47(4): Seite 373–386.

75 G. A. Bubenik, S. J. Konturek: »Melatonin and aging: prospects for human treatment«. *J Physiol Pharmacol,* Februar 2011; 62(1): Seite 13–19.

76 U. Rimmele, M. Spillmann, C. Bärtschi et al.: »Melatonin improves memory acquisition under stress independent of stress hormone release«. *Psychopharmacology (Berl)*, März 2009; 202(4): Seite 663–672.

77 Tokyo Medical and Dental University: »Melatonin: Finally, a supplement that actually boosts memory«. *https://www.tmd.ac.jp/english/press-release/20201124-2/*.

78 W. M. Daniels, S. J. van Rensburg, J. M. van Zyl et al.: »Melatonin prevents beta-amyloid-induced lipid peroxidation«. *J Pineal Res,* März 1998; 24(2): Seite 78–82.

79 L. Zhao, R. An, Y. Yang et al.: »Melatonin alleviates brain injury in mice subjected to cecal ligation and puncture via attenuating inflammation, apoptosis, and oxidative stress: the role of SIRT1 signaling«. *J Pineal Res,* September 2015; 59(2): Seite 230-239.

80 W. C. Liu, X. Wang, X. Zhang et al.: »Melatonin Supplementation, a Strategy to Prevent Neurological Diseases through Maintaining Integrity of Blood Brain Barrier in Old People«. *Front Aging Neurosci*, Mai 2017; 24;9: Seite 165.

81 S. R. Pandi-Perumal, A. S. BaHammam, G. M. Brown et al.: »Melatonin antioxidative defense: therapeutical implications for aging and neurodegenerative processes«. *Neurotox Res,* April 2013; 23(3): Seite 267–300.

82 J. Z. Wang, Z. F. Wang: »Role of melatonin in Alzheimer-like neurodegeneration«. *Acta Pharmacol Sin,* Januar 2006; 27(1): Seite 41–49.

83 G. A. Roth, D. Abate et al.: »Global, regional, and national age-sex-specific mortality for 282 causes of death in 195 countries and territories, 1980–2017: a systematic analysis for the Global Burden of Disease Study 2017«. In: *The Lancet*, November 2018; 392, 10159, S. 1736–1788.

84 R. J. Reiter, R. M. Sainz, S. Lopez-Burillo et al.: »Melatonin ameliorates neurologic damage and neurophysiologic deficits in experimental models of stroke«. *Ann NY Acad Sci,* Mai 2003; 993: Seite 35–47; discussion 48–53.

85 G. M. de Courten Myers, M. Kleinholz, K. R. Wagner et al.: »Stroke assessment: morphometric infarct size versus neurologic deficit. *J Neurosci Methods,* 1. September 1998; 83(2): Seite 151–157.

86 H. Manev, T. Uz, A. Kharlamov et al.: »Increased brain damage after stroke or excitotoxic seizures in melatonin-deficient rats«. *FASEB J,* November 1996; 10(13): Seite 1546–1551.

87 H. Y. Chen, Y. C. Hung, T. Y. Chen et al.: »Melatonin improves presynaptic protein, SNAP-25, expression and dendritic spine density and enhances functional and electrophysiological recovery following transient focal cerebral ischemia in rats«. *J Pineal Res,* Oktober 2009; 47(3): Seite 260–270.

88 G. Di Bella, F. Mascia, L. Gualano et al.: »Melatonin Anticancer Effects: Review«. *Int J Mol Sci*, Februar 2013; 14(2): Seite 2410–2430.

89 A. Cutando, A. López-Valverde, S. Arias-Santiago et al.: »Role of melatonin in cancer treatment«. *Anticancer Res*, Juli 2012; 32(7): Seite 2747–2753.

90 A. C. Palmer, M. Zortea, A. Souza et al.: »Clinical impact of melatonin on breast cancer patients undergoing chemotherapy; effects on cognition, sleep and depressive symptoms: A randomized, double-blind, placebo-controlled trial«. *PLoS One*, 17. April 2020; 15(4): e0231379.

91 D. E. Blask: »Melatonin, sleep disturbance and cancer risk«. *Sleep Med Rev*, August 2009; 13(4): Seite 257–264.

92 S. Shrestha, J. Zhu, Q. Wang et al.: »Melatonin potentiates the antitumor effect of curcumin by inhibiting IKKβ/NF-κB/COX-2 signaling pathway«. *Int J Oncol*, Oktober 2017; 51(4): Seite 1249–1260.

93 J. Xu, L. Huang, G. P. Sun: »Urinary 6-sulfatoxymelatonin level and breast cancer risk: systematic review and meta-analysis«. *Sci Rep*, 13. Juli 2017; 7, 5353.

94 P. Monteleone, A. Fuschino, G. Nolfe et al.: »Temporal relationship between melatonin and cortisol responses to nighttime physical stress in humans. *Psychoneuroendocrinology*, 1992; 17(1): Seite 81–86.

95 G. Copinschi, E. Van Cauter: »Effects of ageing on modulation of hormonal secretions by sleep and circadian rhythmicity«. *Horm Res*, 1995; 43(1-3): Seite 20–24.

96 A. Hosseini, H. E. G. Ghaleh, H. Aghamollaei et al.: »Evaluation of Th1 and Th2 mediated cellular and humoral immunity in patients with COVID-19 following the use of melatonin as an adjunctive treatment«. *Europ J Pharmacology*, 5. August 2021; 904:174193.

97 Alex Shneider, Aleksandr Kudriavtsev, Anna Vakhrusheva: »Can melatonin reduce the severity of COVID-19 pandemic?« *Int Rev Immunol*, 2020; 39(4): Seite 153–162.

98 George Anderson, Russel J. Reiter: »Melatonin: Roles in influenza, Covid-19, and other viral infections«. *Rev Med Virol*, Mai 2020; 30(3): e2109.

99 R. Zhang, X. Wang, L. Ni et al.: »COVID-19: Melatonin as a potential adjuvant treatment«. *Life Sci*, 1. Juni 2020; 250: 117583.

100 V. Ramlall, J. Zucker, N. Tatonetti: »Melatonin is significantly associated with survival of intubated COVID-19 patients«. *medRxiv*, 18. Oktober 2020; 2020.10.15.20213546.

101 P. Wongchitrat, M. Shukla, R. Sharma et al.: »Role of Melatonin on Virus-Induced Neuropathogenesis – A Concomitant Therapeutic Strategy to Understand SARS-CoV-2 Infection«. *Antioxidants* (Basel), 2. Januar 2021; 10(1): Seite 47.

102 J. A. Morales-Garcia, J. Calleja-Conde, J. A. Lopez-Moreno et al.: »N,N-dimethyltryptamine compound found in the hallucinogenic tea ayahuasca, regulates adult neurogenesis in vitro and in vivo«. *Transl Psychiatry*, 28. September 2020; 10(1): Seite 331.

103 U. Voss, R. Holzmann, I. Tuin, J. A. Hobson: »Lucid dreaming: a state of consciousness with features of both waking and non-lucid dreaming«. *Sleep*, 1. September 2009; 32(9): Seite 1191–1200.

104 M. Dresler, R. Wehrle, V. I. Spoormaker et al.: »Neural correlates of dream lucidity obtained from contrasting lucid versus non-lucid REM sleep: a combined EEG/fMRI case study«. *Sleep*, 1. Juli 2012; 35(7): Seite 1017–1020.

105 Prof. Dr. Enrico Edinger in: *Zirbeldrüse in Gefahr*, Seite 63.

106 M. de la Fuente Revenga et al.: »Neurogenic Potential Assessment and Pharmacological Characterization of 6-Methoxy-1,2,3,4-tetrahydro-β-carboline (Pinoline) and Melatonin–Pinoline Hybrids«. *ACS Chem Neurosci*, 20. Mai 2015; 6(5): Seite 800–810.

107 M. de la Fuente Revenga et al.: »Neurogenic Potential Assessment and Pharmacological Characterization of 6-Methoxy-1,2,3,4-tetrahydro-β-carboline (Pinoline) and Melatonin-Pinoline Hybrids«. *ACS Chem Neurosci*, 20. Mai 2015; 6(5): Seite 800-810.

108 M. de la Fuente Revenga et al.: »Neurogenic Potential Assessment and Pharmacological Characterization of 6-Methoxy-1,2,3,4-tetrahydro-β-carboline (Pinoline) and Melatonin-Pinoline Hybrids«. *ACS Chem Neurosci*, 20. Mai 2015; 6(5): Seite 800–810.

109 G. Pless, T. J. Frederiksen, R. J. Reiter et al.: »Pharmacological aspects of N-acetyl-5-methoxytryptamine (melatonin) and 6-methoxy-1,2,3,4-tetrahydro-beta-carboline (pinoline) as antioxidants: reduction of oxidative damage in brain region homogenates«. *J Pineal Res*, Mai 1999; 26(4): Seite 236–246.

110 B. B. Tam, A. W. Siu, A. F. Lam et al.: »Effects of vitamin E and pinoline on retinal lipid peroxidation«. *Clin Exp Optom*, Mai 2004; 87(3): Seite 171–174.

111 A. L. Choi, P. Grandjean, G. Sun et al.: »Developmental fluoride neurotoxicity: Choi et al. Respond«. *Environ Health Perspect*, 2. März 2013; 121(3): A70.

112 J. Luke: »The Effect of Fluoride on the Physiology of the Pineal Gland«. Guildford: University of Surrey; 1997. Ph.D. Thesis.

113 J. Luke: »Fluoride deposition in the aged human pineal gland«. *Caries Res,* 2001; 35(2): 125e128.

114 National Research Council: *Fluoride in Drinking Water: A Scientific Review of EPA's Standards.* Washington D.C 2006.

115 J. A. Quadri, M. M. Alam, S. Sarwar et al.: »*Multiple Myeloma-Like Spinal MRI Findings in Skeletal Fluorosis: An Unusual Presentation of Fluoride Toxicity in Human«. Front Oncol,* 21. November 2016; 6: Seite 245.

116 B. Dean, L. Xin: »Fluorosis: China's Poison Plague«. *Fluoridealert.org,* 20. September 1997. *http://fluoridealert.org/news/fluorosis-chinas-poison-plague/.*

117 D. Kunz, S. Schmitz, R. Mahlberg et al.: »A new concept for melatonin deficit: on pineal calcification and melatonin excretion«. *Neuropsychopharmacology,* 1. Dezember 1999; 21(6): Seite 765–772.

118 R. Mahlberg, T. Kienast, S. Hädel et al.: »Degree of pineal calcification (DOC) is associated with polysomnographic sleep measures in primary insomnia patients«. *Sleep Med,* April 2009; 10(4): Seite 439–445.

119 P. Grandjean, P. Landrigan: »Neurobehavioural effects of developmental toxicity«. *Lancet Neurol,* März 2014; 13(3): Seite 330–338.

120 S. K. Biswas, D. McClure, L. A. Jimenez et al.: »Curcumin induces glutathione biosynthesis and inhibits NF-kappaB activation and interleukin-8 release in alveolar epithelial cells: mechanism of free radical scavenging activity«. *Antioxid Redox Signal,* Januar bis Februar 2005; 7(1-2): Seite 32–41.

121 Ch. Sharma et al.: »Curcumin attenuates neurotoxicity induced by fluoride: An in vivo evidence«. *Pharmacogn Mag,* Januar bis März 2014; 10(37): Seite 61–65.

122 H. Tiwari, M. V. Rao: »Curcumin supplementation protects from genotoxic effects of arsenic and fluoride«. *Food Chem Toxicol,* Mai 2010; 48(5): Seite 1234-1238.

123 A. L. Khandare, G. S. Rao, N. Lakshmaiah: »Effect of tamarind ingestion on fluoride excretion in humans«. *Eur J Clin Nutr,* Januar 2002; 56(1): Seite 82–85.

124 A. L. Khandare, U. Kumar P., R. G. Shanker et al.: »Additional beneficial effect of tamarind ingestion over defluoridated water supply to adolescent boys in a fluorotic area«. *Nutrition*, Mai 2004; 20(5): Seite 433–436.

125 F. H. Nielsen et al.: »Growing Evidence for human health benefits from boron«. *J Evidence-Based Inte Med*, 9. Mai 2011; 16(3): Seite 169–180.

126 L. Y. Zhou et al.: »Effect of borax in treatment of skeletal fluorosis«. *Fluoride*, 1987; 20(1): Seite 24–27.

127 R. E. Newnham: »Essentiality of boron for healthy bones and joints«. *Environ Health Perspect*, November 1994; 102 Suppl 7(Suppl 7): Seite 83–85.

128 S. L. Volpe, L. J. Taper, S. Meacham: »The relationship between boron and magnesium status and bone mineral density in the human: a review«. *Magnes Res*, September 1993; 6(3): Seite 291–296.

129 D. Hayes, J. Carter, T. J. Manning: »Fluoride binding to humic acid«. *Journal of Radioanalytical and Nuclear Chemistry*, September 1995; 201: Seite 135–141.

130 *PubMed*: »Curcumin«. *http://www.ncbi.nlm.nih.gov/pubmed/?term=curcumin*.

131 X. Meng, Y. Li, S. Li et al.: »Dietary Sources and Bioactivities of Melatonin«. *Nutrients*, 7. April 2017; 9(4): Seite 367.

132 Dr. J. Mercola: »The Importance of Melatonin for Optimal Health«. 6. Februar 2020. *https://articles.mercola.com/sites/articles/archive/2020/02/06/melatonin-for-sleep.aspx*.

133 F. José, M. Marón, R. J. Reiter et al.: »Daily and seasonal mitochondrial protection: Unraveling common possible mechanisms involving vitamin D and melatonin«. *J Steroid Biochem Mol Biol*, Mai 2020; 199: 105595.

134 M. Bizzarri, A. Cucina, M. G. Valente et al.: »Melatonin and vitamin D3 increase TGF-β1 release and induce growth inhibition in breast cancer cell cultures«. *J Surg Res*, April 2003; 110(2): Seite 332–337.

135 S. Proietti, A. Cucina, F. D'Anselmi et al.: »Melatonin and vitamin D3 synergistically down-regulate Akt and MDM2 leading to TGFβ-1-dependent growth inhibition of breast cancer cells«. *J Pineal Res*, März 2011; 50(2): Seite 150–158.

136 I. Fournier, F. Ploye, J. M. Cottet-Emard et al.: »Folate deficiency alters melatonin secretion in rats«. *J Nutr*, September 2002; 132(9): Seite 2781–2784.

137 K. Peuhkuri, N. Sihvola, R. Korpela: »Dietary factors and fluctuating levels of melatonin«. *Food Nutr Res*, 2012; 56.

138 T. A. Jenkins, J. C. D. Nguyen, K. E. Polglaze et al.: »Influence of Tryptophan and Serotonin on Mood and Cognition with a Possible Role of the Gut-Brain Axis«. *Nutrients*, Januar 2016; 8(1): Seite 56.

139 H. Möhler, P. Polc, R. Cumin et al.: »Nicotinamide is a brain constituent with benzodiazepine-like actions«. *Nature*, 5. April 1979; 278(5704): Seite 563–565.

140 G. V. Donchenko, T. M. Kuchmerovskaia, P. K. Parkhomets et al.: »Effect of nicotinamide on the uptake and release of serotonin and GABA by cerebral cortex synaptosomes in rats with diabetes induced by streptozotocin«. *Ukr Biokhim Zh* (1978), Januar bis Februar 1995; 67(1): Seite 105–111.

141 A. Afaghi, H. O'Connor, C. M. Chow: »High-glycemic-index carbohydrate meals shorten sleep onset«. *Am J Clin Nutr*, Februar 2007; 85(2): Seite 426–430.

142 A. J. Sinclair: »Docosahexaenoic acid and the brain – what is its role?« *Asia Pac J Clin Nutr*, 2019; 28(4): Seite 675–688.

143 M. Zaouali-Ajina, A. Gharib, G. Durand et al.: »Dietary Docosahexaenoic Acid-Enriched Phospholipids Normalize Urinary Melatonin Excretion in Adult (n-3) Polyunsaturated Fatty Acid-Deficient Rats«. *J Nutr*, November 1999; 129(11): Seite 2074–2080.

144 J. Zhang, S. D. Zhang, P. Wang et al.: »Pinolenic acid ameliorates oleic acid-induced lipogenesis and oxidative stress via AMPK/SIRT1 signaling pathway in HepG2 cells«. *Eur J Pharmacol*, 15. Oktober 2019; 861: 172618.

145 M. Koch, I. Habazettl, F. Dehghani et al.: »The rat pineal gland comprises an endocannabinoid system«. *J Pineal Res*, November 2008; 45(4): Seite 351–360.

146 A. García-Ruiz, N. Baenas, A. M. Benítez-González et al.: »Guayusa (Ilex guayusa L.) new tea: phenolic and carotenoid composition and antioxidant capacity«. *J Sci Food Agric*, September 2017; 97(12): Seite 3929–3936.

147 Prof. Dr. Enrico Edinger in: *Zirbeldrüse in Gefahr*, Seite 70.

Bildnachweis

Adobe Stock: 5ph (200), acrogame (18), Alexander (83), alexlmx (122), andrea lehmkuhl (173), Andreas Berheide (183), Anna_ok (209), Antonioguillem (141), artinlumine (205) bacsica (57), bilderzwerg (25), BillionPhotos.com (132), BillionPhotos.com (165), BillionPhotos.com_Ad (144), bmf-foto.de (80), boscorelli (142), Chepko Danil (197), Christian Jung (161), coldwaterman (69), coldwaterman (97), colnihko (153), Connect world (194), contrastwerkstatt (95), DC Studio (50), Detelina Petkova (13), Dmitri Stalnuhhin (157), doodlart (43), Drobot Dean (127), efoArt (206), elenabsl (47), Fabio Balbi (49), flipper (188), fotoyou (203) gargantiopa (169), Geed (71), goodluz (108) Gorodenkoff (87), hailey_copter (98), Hypophyse (60), ipopba (56), Irina (191), Jiri Hera (160), Jose Ignacio Soto (15) juniart (216), kanyanat (45), kei90 (77), Kevin Carden (171), kolesnikovserg (155), krissikunterbunt (136), leszekglasner (78), lidiia (52), lightpoet (30), lightpoet (51), lightpoet (62), LuckySoul (55), Madeleine Steinbach (185), Madeleine Steinbach (211,212), magicmine (33), Manuela (107) Marcin (64), matis (34), Matthieu (28), Maya_Ammit (131), Melinda Nagy (167), metamorworks (35), metamorworks (38), Microskop_Anusorn (90), mintra (199), moxumbic (181), mozZz (42), murziknata (178), nakedcm (218), Natalia Klenova (63), Nathan Devery com (26), New Africa (114), nguyen khanh vukhoa (168), Olena (17), peshkova (149), peshkova (37), pikselstock (119), primipil (128), primipil (21) Printemps (117), ra2 studio (138), raisondtre (75), ratpack (61), relax_Khunatorn (124), RFBSIP (111), rh2010 (150), samuel (102), scaliger (121), SciePro (89), Scisetti Alfio (162), sdecoret (58), Sergey Nivens (40), shintartanya (176), Subbotina Anna (68), taniasv (23), Ulia Koltyrina (135), vaalaa (46), Valerii Honcharuk (186), Victor Koldunov (101) vishalgokulwale (36), Werner (105) wutzkoh (113), xyz+ (72), yellowj (193), Yingyaipumi (175), Yulia Panova (159)

Die Autorin

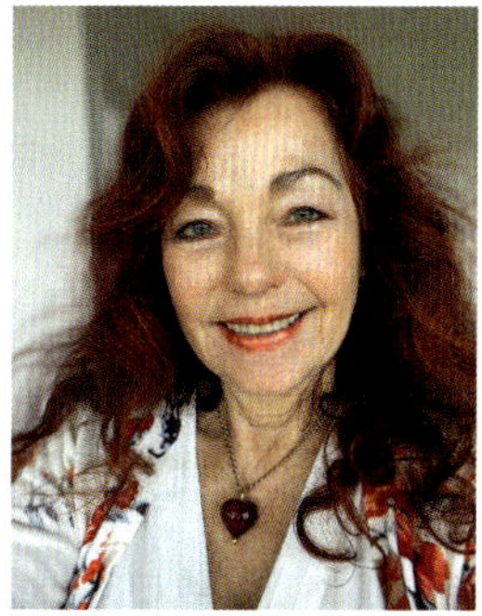

Brigitte Hamanns Leidenschaft galt lebenslang der Frage, wie wir seelisch und körperlich gesund sein und uns wohlfühlen können. Ihr über Jahrzehnte gewachsenes, solides naturheilkundliches und medizinisches Wissen vermittelt sie als Gesundheitsjournalistin in zahlreichen Büchern und Artikeln. Neben der Naturheilkunde stehen Psychosomatik und Psychoneuroimmunologie im Mittelpunkt ihrer Arbeit. Ausbildungen in systemischer Beratung, Hypnose und Aufstellungsarbeit schenkten ihr wichtige Einsichten in die menschliche Natur. Sie bilden die Grundlage ihrer ganzheitlichen Beratungen zu Lebensfragen.

Ausgewählte Publikationen der Autorin:

- Pandemie – Gefährdet eine Seuche die Welt?
- Drehen Sie die Jahre zurück mit Kollagen – Wie Sie Ihr Aussehen verjüngen und Ihren Körper von Grund auf stärken
- Adaptogene – Die Elitepflanzen der Natur
- Aminosäuren – Dank revolutionärer wissenschaftlicher Erkenntnisse neue Vitalität gewinnen, besser schlafen, langsamer altern und Krankheiten vorbeugen
- Kostbare Samen des Glücks – Geschichten, die Herz und Geist berühren
- Haarausfall ist heilbar! – Der natürliche Weg zu vollem und gesundem Haar
- Magnesiumöl – Das Wundermineral einfach & effektiv über die Haut aufnehmen
- Wie Sie Ihre Selbstheilungskräfte aktivieren – Das Geheimnis von Gesundheit, Vitalität und Glück
- Tinnitus natürlich heilen – Erfolgreiche Therapien gegen die quälenden Ohrgeräusche
- Die 50 besten Superfoods – Gesundheit kann man essen
- Heilen mit Gold – Kolloidales Gold und weitere Goldarzneien